"Insicurezza Trionfare sul Dubbio: Psicologia Positiva per l'Autorealizzazione"

"Vincere l'Insicurezza e Scoprire la Felicità: Un Percorso di Amore per Sé e Autostima"

Introduzione *Supera il Dubbio e la Paura di Non Essere Abbastanza* - Un viaggio di trasformazione personale che utilizza i principi della psicologia positiva per aiutarti a superare l'insicurezza e trovare la felicità.

Capitolo 1: Il Viaggio Inizia Esplorazione delle origini della paura e del dubbio, e come questi sentimenti influenzano la nostra vita quotidiana.

Capitolo 2: L'Inseguitore Interiore Identificazione e superamento dell'autocritica interna che limita il nostro potenziale.

Capitolo 3: Costruire l'Autostima Tecniche e strategie per rafforzare la fiducia in se stessi e l'autostima.

Capitolo 4: L'Atteggiamento Positivo Sviluppo di una mentalità resiliente per affrontare le sfide e gli ostacoli.

Capitolo 5: Celebrare il Successo Riconoscimento e valorizzazione dei propri successi per promuovere la crescita personale.

Capitolo 6: L'Amore per Sé Guida per scoprire e coltivare un amore profondo e duraturo per te stesso.

Capitolo 7: La Felicità Definita Definizione personale della felicità e come raggiungerla nella tua vita.

Capitolo 8: Esercizi Pratici Esercizi e attività per applicare i concetti di psicologia positiva nella vita di tutti i giorni.

Capitolo 9: Storie di Vita Racconti ispiratori che dimostrano il potere della trasformazione personale.

Capitolo 10: Superare il Dubbio Cronico Strategie per gestire e superare il dubbio e migliorare il benessere generale.

Capitolo 11: Mantenere i Progressi Metodi per conservare i miglioramenti ottenuti e continuare il percorso di crescita.

Capitolo 12: Passi Futuri Pianificazione dei passi successivi nel tuo viaggio di autorealizzazione e crescita personale.

Illuminare il Cammino verso la Sicurezza Interiore

Benvenuti in un'avventura trasformativa che vi condurrà attraverso i sentieri luminosi della Psicologia Positiva, una scienza che celebra le potenzialità umane e la ricerca della felicità. "Psicologia Positiva: Supera il Dubbio e la Paura di Non Essere Abbastanza" non è solo un titolo, ma una promessa di rinascita personale e di scoperta dell'infinita bellezza che risiede dentro di voi.

Questo libro è un inno alla forza interiore, un manifesto che vi guiderà a sconfiggere l'ombra dell'insicurezza che oscura la vostra luce. Con ogni pagina, vi immergerete in un mare di conoscenze e tecniche che vi aiuteranno a navigare le acque talvolta turbolente dell'autopercezione, per approdare su spiagge di sicurezza e amore per sé.

Immaginate di poter trasformare ogni dubbio in un gradino verso la vetta della vostra autostima. Immaginate di poter convertire la paura in un alleato che vi spinge a superare i vostri limiti. Questo libro vi offre le chiavi per aprire le porte di un'esistenza più ricca e soddisfacente, dove l'insicurezza si dissolve come nebbia al sole.

Con un linguaggio chiaro e accessibile, esercizi pratici e storie ispiratrici, vi accompagneremo in un viaggio di autoscoperta e crescita. Un viaggio che vi permetterà di abbracciare pienamente la vostra identità, di celebrare ogni vostro successo e di camminare con passo sicuro verso la realizzazione dei vostri sogni.

Preparatevi a lasciarvi alle spalle le catene dell'insicurezza e a spiccare il volo verso orizzonti di inesplorata felicità. Questo libro è il vostro compagno di viaggio, il vostro mentore, il vostro amico fidato che vi sosterrà in ogni passo di questo straordinario percorso di vita.

Approfondiamo ulteriormente il tema del primo capitolo, esplorando le dinamiche della paura e del dubbio e come queste influenzano la nostra esistenza.

Capitolo 1: Il Viaggio Inizia

Nel vasto paesaggio della nostra esistenza, la paura e il dubbio fungono da compagni di viaggio costanti, plasmando le nostre percezioni e influenzando le nostre azioni. Questo capitolo è un invito all'esplorazione delle origini di queste emozioni, un'immersione nelle profondità della psiche umana per comprendere come la paura e il dubbio si radichino e si manifestino nelle nostre vite.

La paura, una delle emozioni primordiali più potenti, è il nostro meccanismo di difesa ancestrale progettato per proteggerci dai pericoli reali e immaginari. Tuttavia, talvolta la paura può trasformarsi in un'ombra che ci segue costantemente, limitando le nostre azioni e le nostre opportunità di crescita. È fondamentale comprendere che la paura non è un nemico da sconfiggere, ma piuttosto un compagno da affrontare e comprendere.

Il dubbio, fratello gemello della paura, si insinua nella nostra mente con la sua voce insidiosa, seminando la discordia tra ciò che siamo e ciò che vorremmo essere.

È come un parassita che mina la nostra fiducia e il nostro potenziale, impedendoci di abbracciare appieno la vita e le sue sfide. Tuttavia, il dubbio può anche essere un catalizzatore per la crescita personale, spingendoci a esplorare nuovi orizzonti e a metterci alla prova.

Questo viaggio non è solo un'analisi intellettuale della paura e del dubbio, ma anche un'esperienza emotiva e spirituale. È un'occasione per guardare dentro di noi stessi con onestà e compassione, per confrontarci con le nostre paure più profonde e accoglierle come parte integrante della nostra umanità. Solo attraverso questa consapevolezza possiamo intraprendere un percorso di trasformazione personale e liberarci dalle catene dell'insicurezza.

Il viaggio non è sempre facile né lineare. Ci saranno momenti di sfida e di turbamento, ma anche momenti di meraviglia e di scoperta. È importante ricordare che ogni passo avanti è una vittoria, ogni piccolo progresso è un motivo di celebrazione. Con coraggio e determinazione, possiamo imparare a navigare le acque tempestose della nostra interiorità e a emergere più forti e più consapevoli.

Il viaggio è appena iniziato. Siamo pronti ad abbracciare l'ignoto e a esplorare i confini della nostra esistenza interiore. Che questo capitolo sia il primo passo verso la liberazione dalla paura e dal dubbio, e verso la scoperta della felicità e dell'autorealizzazione che risiedono dentro di noi. Attraverso questo viaggio di esplorazione interiore, ci immergeremo nelle profondità della psiche umana, affrontando con coraggio e apertura le radici della nostra insicurezza. Ogni passo che compiamo ci avvicina alla comprensione di noi stessi e alla conquista della nostra autenticità.

La paura e il dubbio possono manifestarsi in modi sottili e subdoli, influenzando le nostre scelte, i nostri rapporti e persino la nostra percezione di noi stessi. È fondamentale essere consapevoli di queste influenze e imparare a discernere tra ciò che è genuino e ciò che è distorto dalle ombre della paura e del dubbio.

In questo viaggio, esploreremo le radici profonde di queste emozioni, risalendo al passato per comprendere le esperienze e le influenze che hanno plasmato la nostra percezione di noi stessi e del mondo che ci circonda. Attraverso l'analisi e la riflessione, possiamo illuminare gli angoli bui della nostra mente e liberarci dai vincoli del passato.

Tuttavia, il viaggio non è solo un'esplorazione delle tenebre interiori, ma anche un'opportunità per abbracciare la luce. Ogni momento di consapevolezza e di accettazione è un passo verso la guarigione e la trasformazione. È attraverso la gentilezza verso noi stessi e la pratica della compassione che possiamo guarire le ferite del passato e aprire le porte alla felicità e all'autorealizzazione.

Questo viaggio non ha una destinazione definita, ma è piuttosto un percorso di continua evoluzione e crescita. Ogni passo che compiamo ci avvicina sempre di più alla realizzazione di noi stessi e alla scoperta della nostra autenticità più profonda.

Che questo capitolo sia solo l'inizio di un viaggio straordinario verso la felicità e l'autorealizzazione. Che ogni passo che compiamo ci avvicini sempre di più alla realizzazione dei nostri sogni più profondi e alla scoperta della gioia e della pace interiore.

Attraverso il percorso che abbiamo intrapreso, impareremo a riconoscere e ad accettare le nostre paure e i nostri dubbi come parte integrante della nostra esperienza umana. Non dobbiamo temere di confrontarci con essi, ma piuttosto abbracciarli come opportunità per la crescita e la trasformazione.

Nel proseguire il nostro viaggio, esploreremo le intricazioni della nostra psiche, scavando sempre più in profondità per comprendere le radici delle nostre insicurezze e dei nostri timori. Attraverso la consapevolezza e l'autoindagine, possiamo illuminare quei recessi oscuri della nostra mente che alimentano la nostra paura e il nostro dubbio, portandoli alla luce della comprensione e della guarigione.

Questo capitolo, come ogni tappa del nostro viaggio, ci offre l'opportunità di esplorare e di crescere. È un invito a guardare dentro di noi stessi con occhi nuovi, senza giudizio né paura, ma con una profonda compassione per il nostro essere vulnerabile e autentico.

Che questo viaggio ci porti verso la libertà interiore
e la felicità duratura, che ci permetta di abbracciare
pienamente la vita in tutte le sue sfaccettature. Che
possiamo trovare il coraggio di affrontare le nostre
paure e i nostri dubbi con determinazione e
gentilezza, sapendo che ogni passo che compiamo
ci avvicina sempre di più alla realizzazione del
nostro pieno potenziale.

Capitolo 2: L'Inseguitore Interiore

Nel profondo della nostra psiche risiede un nemico silenzioso ma potente: l'inseguitore interiore, l'autocritica implacabile che limita il nostro potenziale e ci trattiene dall'esprimere la nostra vera essenza. In questo capitolo, ci immergeremo nell'oscurità di questo inseguitore interiore, esplorando le sue origini e imparando a liberarcene per raggiungere la nostra piena autenticità.

L'autocritica è una voce insidiosa che si insinua nella nostra mente, sminuendo le nostre capacità e minando la nostra fiducia in noi stessi. È il frutto delle esperienze passate, delle aspettative irrealistiche e delle comparazioni con gli altri. Tuttavia, mentre può sembrare un avversario invincibile, è importante ricordare che l'autocritica è solo un prodotto della nostra mente, e come tale può essere domata e trasformata.

Il primo passo per superare l'inseguitore interiore è l'identificazione. Dobbiamo imparare a riconoscere le voci critiche nella nostra mente e a distinguere tra la nostra vera voce e quella dei nostri inseguitori interiori.

Attraverso la consapevolezza e l'autoosservazione, possiamo iniziare a mettere in discussione le credenze limitanti che ci trattengono e a liberarci dalle catene dell'autocritica.

Una volta identificato, possiamo affrontare l'inseguitore interiore con determinazione e compassione. Dobbiamo imparare a trattare noi stessi con gentilezza e rispetto, riconoscendo che siamo esseri umani imperfetti in cerca di crescita e realizzazione. È attraverso la pratica dell'autocompassione che possiamo neutralizzare le voci critiche nella nostra mente e riconnetterci con la nostra vera essenza.

Ma superare l'inseguitore interiore richiede anche azione. Dobbiamo imparare a sfidare attivamente le nostre credenze limitanti e a sostituirle con pensieri più positivi e costruttivi. Attraverso l'affermazione di sé e la gratitudine, possiamo coltivare una mentalità di fiducia e autostima che ci permetta di realizzare il nostro pieno potenziale.

In questo capitolo, esploreremo una serie di strategie pratiche per affrontare l'inseguitore interiore e liberarci dalle sue catene.

Dalla pratica della mindfulness alla riformulazione dei pensieri negativi, ogni tecnica ci avvicina sempre di più alla realizzazione della nostra autenticità e alla conquista della nostra piena potenzialità.

Che questo capitolo sia un faro di luce nella tempesta dell'autocritica, guidandoci verso la libertà interiore e la piena espressione del nostro essere autentico. Che possiamo imparare a trattare noi stessi con gentilezza e compassione, sapendo che siamo degni di amore e rispetto, esattamente così come siamo.

Attraverso il viaggio di esplorazione interiore che intraprendiamo in questo capitolo, ci immergeremo nelle profondità della nostra psiche per affrontare l'inseguitore interiore con coraggio e determinazione. Ogni passo che compiamo ci avvicina sempre di più alla liberazione da questa prigione autoimposta e ci consente di abbracciare la nostra autenticità con piena fiducia e consapevolezza.

Una delle chiavi per superare l'inseguitore interiore è la pratica dell'autoempatia. Dobbiamo imparare a trattare noi stessi con la stessa gentilezza e compassione che riserveremmo a un amico in difficoltà. Attraverso l'accettazione incondizionata di noi stessi e dei nostri difetti, possiamo sradicare l'autocritica alla radice e abbracciare la nostra unicità con gratitudine e amore.

Inoltre, è fondamentale imparare a contestualizzare le nostre esperienze e a riconoscere che i nostri errori e le nostre imperfezioni non definiscono la nostra intera esistenza. Ogni fallimento è un'opportunità per imparare e crescere, e ogni sfida che affrontiamo ci rende più forti e più resilienti. Attraverso la prospettiva e la saggezza, possiamo trasformare i nostri momenti di debolezza in fonti di forza e saggezza.

Allo stesso tempo, dobbiamo imparare a mettere in discussione le nostre credenze limitanti e a sostituirle con pensieri più positivi e costruttivi. Ogni volta che l'inseguitore interiore alza la testa, dobbiamo essere pronti a contrastarlo con affermazioni di fiducia e autostima. Attraverso la pratica costante e l'impegno verso noi stessi, possiamo trasformare la nostra mente critica in un alleato fidato e sostenitore del nostro benessere.

Infine, dobbiamo ricordare che superare l'inseguitore interiore è un processo continuo e in evoluzione. Anche se possiamo fare grandi progressi nel ridimensionare le voci critiche nella nostra mente, è importante rimanere vigili e consapevoli delle sfide che possiamo incontrare lungo il cammino. Solo attraverso una pratica costante e l'impegno verso noi stessi possiamo mantenere viva la fiamma della nostra autenticità e della nostra autostima.

Pratica dell'autoempatia: Immagina di aver commesso un errore significativo sul lavoro e di essere assalito dall'autocritica. Invece di punirti mentalmente, praticare l'autoempatia significherebbe rivolgerti a te stesso con gentilezza e compassione, riconoscendo che tutti commettono errori e che questa è un'opportunità per imparare e crescere.

Contestualizzazione delle esperienze: Supponi di non essere stato selezionato per un'opportunità che desideravi ardentemente. Invece di lasciare che l'inseguitore interiore alimenti sentimenti di inadeguatezza, puoi contestualizzare l'esperienza riconoscendo che il rifiuto non riflette necessariamente il tuo valore intrinseco e che potrebbero esserci molte altre opportunità nel futuro.

Affermazioni di fiducia: Ogni volta che ti trovi a dubitare delle tue capacità, puoi contrapporre il pensiero negativo con un'affermazione di fiducia. Ad esempio, se pensi di non essere all'altezza di una sfida, potresti dire a te stesso: "Ho superato molte sfide in passato e ho la forza e la determinazione per farcela anche questa volta".
Sostituzione dei pensieri negativi: Se il tuo inseguitore interiore ti critica costantemente per il

tuo aspetto fisico, puoi sostituire quei pensieri
negativi con pensieri più positivi e amorevoli. Ad
esempio, invece di concentrarti sugli aspetti che
non ti piacciono del tuo corpo, puoi concentrarti su
ciò che apprezzi di te stesso e su tutte le cose che
il tuo corpo ti consente di fare.

Pratica costante e impegno: Affrontare
l'inseguitore interiore richiede una pratica costante
e un impegno verso il proprio benessere emotivo.
Puoi impegnarti a dedicare del tempo ogni giorno
alla riflessione e alla consapevolezza di te stesso,
magari attraverso la meditazione, la scrittura di diari
o l'esercizio fisico, per mantenere viva la tua
connessione con la tua autenticità e la tua
autostima.

Affrontare le critiche esterne con compassione:
Immagina di ricevere un feedback negativo da un
collega o da un amico. Invece di permettere
all'inseguitore interiore di amplificare la critica, puoi
affrontarla con compassione e obiettività. Chiediti
se c'è del vero nelle critiche e cosa puoi imparare
da esse, senza lasciare che minino la tua
autostima.

Praticare la gratitudine per te stesso: Ogni
giorno, prenditi del tempo per riconoscere le tue
qualità, i tuoi successi e le tue piccole vittorie

personali. Fai un elenco delle cose che ami di te stesso e di ciò che hai realizzato. Questo esercizio quotidiano di gratitudine ti aiuterà a rafforzare la tua autostima e a ridurre l'efficacia dell'inseguitore interiore.

Cercare supporto: Non affrontare l'inseguitore interiore da solo. Cerca il sostegno di amici, familiari o professionisti della salute mentale. Parlare apertamente dei tuoi sentimenti e delle tue sfide può alleviare il peso dell'autocritica e darti una prospettiva più equilibrata sulla tua autostima.

Praticare la mindfulness: La mindfulness può aiutarti a diventare consapevole dei tuoi pensieri e delle tue emozioni senza giudizio. Quando l'inseguitore interiore inizia a sollevare dubbi o critiche, pratica la mindfulness per osservare questi pensieri senza identificarti con essi. Questo ti darà la libertà di scegliere come rispondere invece di reagire automaticamente.

Essere gentile con te stesso nei momenti di difficoltà: Quando ti trovi in momenti di sfida o di fallimento, ricorda di trattarti con la stessa gentilezza che riserveresti a un amico. Accetta che sia normale avere alti e bassi e che i momenti difficili sono parte integrante del processo di crescita e apprendimento.
Visualizzazione positiva: Utilizza la tecnica della visualizzazione per immaginare te stesso affrontare con successo situazioni che solitamente scatenano

l'autocritica. Visualizza te stesso mentre ti comporti in modo sicuro, competente e sicuro di te. Questo esercizio aiuta a rafforzare la tua autostima e a ridurre l'efficacia dell'inseguitore interiore.

Pratica la resilienza emotiva: Impara a vedere i fallimenti come opportunità di crescita anziché come riflessi della tua autostima. Sviluppa la capacità di recuperare rapidamente dalle critiche o dai momenti di difficoltà, riconoscendo che ogni esperienza negativa può essere trasformata in un'opportunità per imparare e migliorare.

Fai una pausa dai social media: Riduci il tempo trascorso sui social media, dove le comparazioni con gli altri possono alimentare l'inseguitore interiore e minare la tua autostima. Concentrati invece sulle attività che ti portano gioia e soddisfazione senza il bisogno di confrontarti con gli altri.

Crea un ambiente di supporto: Cerca di circondarti di persone che ti sostengono e ti incoraggiano nella tua crescita personale. Passa del tempo con amici e familiari che ti fanno sentire valorizzato e accettato per chi sei, senza giudizio o critiche.

Sii gentile con te stesso durante i momenti di cambiamento: Ricorda che il cambiamento è un processo che richiede tempo e pazienza. Sii gentile con te stesso durante i momenti di transizione e sperimenta l'accettazione di te stesso in tutte le fasi del tuo viaggio di crescita personale.

Crea una routine di auto-cura: Dedica del tempo ogni giorno per prenderti cura di te stesso fisicamente, mentalmente ed emotivamente. Scegli attività che ti aiutano a rilassarti, come lo yoga, la meditazione, una passeggiata nella natura o la scrittura di un diario, per ridurre lo stress e promuovere il benessere generale.

Questi ulteriori suggerimenti offrono una varietà di strumenti pratici per affrontare l'inseguitore interiore e coltivare una maggiore autostima e fiducia in se stessi. Sperimenta con diversi approcci e individua quelli che funzionano meglio per te nel tuo percorso verso la liberazione dall'autocritica e il raggiungimento della tua piena autenticità.

Coltiva la gratitudine quotidiana: Ogni giorno, prenditi del tempo per riflettere su ciò per cui sei grato nella tua vita. Concentrati sulle cose positive e sulle piccole gioie che ti circondano, anche nelle situazioni più difficili. La pratica della gratitudine ti aiuta a spostare il focus dai pensieri negativi verso una prospettiva più ottimista e apprezzativa della vita.

Accetta la tua umanità: Ricorda che nessuno è perfetto e che tutti affrontano sfide e momenti di incertezza nella vita. Accetta la tua umanità e comprendi che i fallimenti e le imperfezioni fanno parte del viaggio verso la crescita personale. Non giudicarti duramente per i tuoi errori, ma impara da essi e continua a progredire verso i tuoi obiettivi.

Sii compassionevole verso te stesso e gli altri: Pratica la gentilezza e la compassione non solo verso te stesso, ma anche verso gli altri. Comprendi che tutti hanno le loro battaglie interne e che essere gentili e compassionevoli può fare una differenza significativa nella vita di qualcuno. Tratta te stesso e gli altri con la stessa gentilezza che desideri ricevere dagli altri.

Ricorda il tuo valore intrinseco: Infine, ricorda sempre che il tuo valore non dipende da ciò che fai o da ciò che possiedi, ma è intrinseco alla tua esistenza. Sei degno di amore, rispetto e felicità semplicemente perché sei un essere umano unico e prezioso. Mantieni questa consapevolezza al centro della tua vita e lascia che ti guidi nel tuo percorso verso la piena realizzazione di te stesso.

Capitolo 3: Costruire l'Autostima

L'autostima è la fondazione su cui si basa il nostro senso di valore personale e la nostra fiducia in noi stessi. In questo capitolo, esploreremo una serie di tecniche e strategie progettate per rafforzare la nostra autostima e aumentare la nostra fiducia in noi stessi.

Attraverso la pratica costante e l'impegno verso il nostro benessere emotivo, possiamo coltivare una sana autostima che ci sostiene nelle sfide della vita quotidiana.

Una delle prime tecniche per costruire l'autostima è l'auto-riflessione positiva. Prenditi del tempo ogni giorno per riconoscere e apprezzare le tue qualità, i tuoi successi e le tue realizzazioni. Fai un elenco di tutte le cose che ti fanno sentire fiero di te stesso e ricorda di celebrare anche le piccole vittorie.

Questo esercizio quotidiano ti aiuterà a rafforzare la tua autostima e a sviluppare una visione più positiva di te stesso.

E' importante identificare e sfidare i pensieri negativi che minano la nostra autostima. Prendi nota dei pensieri autodistruttivi che attraversano la tua mente e sostituiscili con pensieri più positivi e costruttivi. Ad esempio, se pensi di non essere all'altezza di una sfida, sostituisci quel pensiero con un'affermazione di fiducia come "Sono capace di superare qualsiasi ostacolo che incontri".

La pratica dell'affermazione di sé è un'altra tecnica potente per rafforzare l'autostima. Prenditi del tempo ogni giorno per ripetere a te stesso affermazioni positive e incoraggianti. Visualizza te stesso mentre ti comporti in modo sicuro, competente e sicuro di te.

Questo esercizio aiuta a condizionare la tua mente a pensare in modo più positivo e a sviluppare una maggiore fiducia nelle tue capacità.

Inoltre, cerca di costruire relazioni positive e di supporto con gli altri. Circondati di persone che ti sostengono e ti incoraggiano e evita quelle che ti fanno sentire male con te stesso. Le relazioni positive possono avere un impatto significativo sulla nostra autostima e sulla nostra fiducia in noi stessi, quindi è importante coltivarle attivamente.

Ricorda di prenderti cura di te stesso a livello fisico, mentale ed emotivo. Mangia sano, fai esercizio fisico regolarmente e cerca di ridurre lo stress nella tua vita. Prenditi del tempo per fare le cose che ti piacciono e che ti fanno sentire bene con te stesso. Questi piccoli gesti di auto-cura possono fare miracoli per la tua autostima e il tuo senso di valore personale.

Costruire l'autostima è un processo continuo che richiede impegno e pratica costante. Con le giuste tecniche e strategie, possiamo sviluppare una sana autostima che ci sostiene nelle sfide della vita quotidiana. Che questo capitolo sia una risorsa preziosa nel tuo percorso verso una maggiore fiducia in te stesso e un senso di valore personale duraturo.

Attraverso la pratica costante delle tecniche discusse in questo capitolo, possiamo iniziare a sentirci sempre più sicuri di noi stessi e a riconoscere il nostro valore intrinseco. Tuttavia, è importante ricordare che il processo di costruzione dell'autostima è un viaggio individuale e che ognuno può trovare approcci e strategie che funzionano meglio per sé.

Oltre alle tecniche specifiche, è utile anche esplorare le nostre passioni e i nostri interessi. Dedica del tempo a ciò che ti appassiona e ti fa sentire vivo. Coltivare le tue passioni può aiutarti a sviluppare un senso di realizzazione personale e a rafforzare la tua autostima.

Inoltre, cerca di vivere in modo autentico e in linea con i tuoi valori personali. Essere fedeli a te stesso ti permette di sentirsi più sicuro di chi sei e di costruire una base solida per la tua autostima. Fai scelte che rispecchiano chi sei veramente, anche se possono essere controcorrente o sfidanti.

Ricorda anche di essere gentile con te stesso durante il processo di costruzione dell'autostima. È normale avere alti e bassi e ci saranno momenti in cui ti sentirai insicuro o sconfitto. Accetta questi momenti come parte del processo e trattati con gentilezza e compassione, proprio come faresti con un amico in difficoltà.

Sii paziente con te stesso e concediti il tempo necessario per crescere e svilupparsi. Costruire l'autostima è un processo graduale che richiede tempo e impegno, quindi non aspettarti di ottenere risultati immediati. Continua a praticare le tecniche discusse in questo capitolo e ricorda di celebrare ogni piccolo progresso lungo il cammino.

Che questo sia una fonte di ispirazione e supporto nel tuo viaggio verso una maggiore fiducia in te stesso e un'autostima più forte e duratura. Che tu possa abbracciare la tua unicità e il tuo valore intrinseco con piena fiducia e consapevolezza, sapendo che sei degno di amore e rispetto, esattamente così come sei.

"Ogni giorno, costruisci la tua autostima con piccoli atti di gentilezza verso te stesso e con la consapevolezza che sei degno di amore e rispetto."

"La tua autostima è come un edificio: costruiscila con fondamenta solide di auto-riflessione positiva, affezione verso te stesso e autenticità nelle tue azioni."

"Ricorda che la tua autostima è un viaggio, non una destinazione. Ogni passo che compi verso una maggiore fiducia in te stesso è un passo verso la realizzazione del tuo pieno potenziale."

Capitolo 4: L'Atteggiamento Positivo - Sviluppo di una Mentalità Resiliente

Nel percorso della vita, ci troviamo costantemente di fronte a sfide e ostacoli che mettono alla prova la nostra forza interiore e la nostra capacità di adattamento. In questo capitolo, esploreremo l'importanza di sviluppare un atteggiamento positivo e una mentalità resiliente per affrontare queste sfide con determinazione e fiducia.

L'atteggiamento positivo è molto più di una semplice disposizione mentale; è una prospettiva che ci permette di vedere le sfide come opportunità di crescita e trasformazione anziché come insormontabili ostacoli. Si tratta di una mentalità che ci incoraggia a trovare soluzioni creative ai problemi e a mantenere la speranza anche nei momenti di difficoltà.

Uno degli elementi chiave per sviluppare un atteggiamento positivo è la pratica della gratitudine. Prenditi del tempo ogni giorno per riflettere su ciò per cui sei grato nella tua vita, anche nelle circostanze più difficili.

La gratitudine ci aiuta a focalizzare l'attenzione sui lati positivi delle situazioni e a mantenere un atteggiamento ottimista anche di fronte alle avversità.

Inoltre, è importante imparare a vedere i fallimenti come opportunità di crescita anziché come riflessi della nostra autostima o del nostro valore personale. La mentalità resiliente ci permette di affrontare i fallimenti con coraggio e determinazione, imparando dalle nostre esperienze e utilizzandole per migliorare noi stessi e le nostre abilità.

Un altro elemento cruciale per lo sviluppo di un atteggiamento positivo è la pratica della mindfulness. Essere consapevoli del momento presente ci aiuta a mantenere la calma e la chiarezza mentale anche di fronte alle situazioni più stressanti. La mindfulness ci permette di osservare i nostri pensieri e le nostre emozioni senza giudizio, consentendoci di reagire in modo più calmo e razionale alle sfide che incontriamo.

Inoltre, è importante nutrire una visione ottimistica del futuro, anche quando le cose sembrano difficili. Visualizza te stesso raggiungere i tuoi obiettivi e superare le sfide che ti si presentano lungo il cammino.

Mantenere viva la speranza e la fiducia nel futuro ci dà la forza e la determinazione necessarie per affrontare qualsiasi difficoltà che possa presentarsi.

Infine, è importante coltivare una rete di supporto di amici, familiari e colleghi che possano sostenerci nei momenti di difficoltà e incoraggiarci a mantenere un atteggiamento positivo. Le relazioni positive sono una fonte preziosa di sostegno emotivo e ci aiutano a mantenere la fiducia in noi stessi anche quando le cose sembrano difficili.

Lo sviluppo di un atteggiamento positivo e una mentalità resiliente è fondamentale per affrontare le sfide e gli ostacoli della vita con determinazione e fiducia. Con la pratica costante e l'impegno verso il nostro benessere emotivo, possiamo imparare a vedere le sfide come opportunità di crescita e trasformazione e a mantenere la speranza anche nei momenti più difficili. Che questo capitolo sia una fonte di ispirazione e supporto nel tuo viaggio verso una vita piena e soddisfacente.

Per comprendere meglio l'importanza di un atteggiamento positivo e di una mentalità resiliente, consideriamo alcuni esempi concreti:

Immagina di essere stato licenziato dal tuo lavoro. Inizialmente, potresti sentirti scoraggiato e impaurito per il futuro. Tuttavia, con un atteggiamento positivo e una mentalità resiliente, potresti vedere questa situazione come un'opportunità per esplorare nuove possibilità di carriera, sviluppare nuove competenze o persino avviare il tuo business.

Oppure, pensa a una relazione che è finita. Invece di lasciarti sopraffare dalla tristezza e dall'angoscia, potresti scegliere di concentrarti sulle lezioni apprese dalla relazione e su come puoi crescere e diventare una persona migliore a seguito di questa esperienza.

Un altro esempio potrebbe essere una sfida fisica o di salute che incontri. Anche in momenti di difficoltà fisica, un atteggiamento positivo e una mentalità resiliente possono fare la differenza nel tuo recupero e nella tua guarigione. Vedere la situazione come temporanea e concentrarsi sulle piccole vittorie e sui progressi può essere estremamente motivante e aiutarti a superare anche le sfide più grandi.

In ogni situazione, l'atteggiamento positivo e la mentalità resiliente ci permettono di affrontare le sfide con coraggio, fiducia e determinazione. Ci incoraggiano a vedere le difficoltà come opportunità di crescita e trasformazione, anziché come ostacoli insormontabili. Con il tempo e la pratica costante, possiamo imparare a coltivare un atteggiamento positivo che ci sostiene nel nostro percorso di vita e ci aiuta a vivere in modo più appagante e soddisfacente.

Continuare a coltivare un atteggiamento positivo e una mentalità resiliente richiede impegno e pratica costante. Ecco alcune azioni concrete che puoi intraprendere per incorporare queste qualità nella tua vita quotidiana:

Pratica la gratitudine giornaliera: Dedica del tempo ogni giorno per riflettere su ciò per cui sei grato nella tua vita. Anche durante i momenti difficili, cerca di trovare almeno una cosa positiva da apprezzare. Questo ti aiuterà a mantenere un atteggiamento ottimista anche quando le cose sembrano buie.

Visualizza il successo: Prenditi del tempo per immaginare te stesso raggiungere i tuoi obiettivi e superare le sfide che ti si presentano. Visualizzare il successo ti aiuta a mantenere la motivazione e la determinazione anche durante i momenti di difficoltà.

Affronta le sfide con flessibilità: Sviluppa la capacità di adattarti alle circostanze mutevoli e di trovare soluzioni creative ai problemi. Essere flessibili ti permette di superare gli ostacoli in modo più efficace e di mantenere un atteggiamento positivo anche di fronte alle avversità.

Cerca il supporto delle persone care: Costruisci una rete di supporto di amici, familiari e colleghi che possano sostenerti nei momenti di difficoltà e incoraggiarti a mantenere un atteggiamento positivo.

Le relazioni positive sono una fonte preziosa di sostegno emotivo e ti aiutano a superare le sfide con fiducia e determinazione.

Pratica la mindfulness: Dedica del tempo ogni giorno alla pratica della mindfulness, che ti aiuta a essere consapevole del momento presente e a ridurre lo stress e l'ansia. La mindfulness ti aiuta a mantenere la calma e la chiarezza mentale anche durante i momenti più difficili, permettendoti di affrontare le sfide con coraggio e risolutezza.

Continuare a coltivare un atteggiamento positivo e una mentalità resiliente è un processo continuo che richiede impegno e dedizione. Con la pratica costante di queste strategie, puoi sviluppare la capacità di affrontare le sfide della vita con coraggio, fiducia e determinazione, vivendo una vita più piena e soddisfacente. Che questo capitolo sia una fonte di ispirazione e supporto nel tuo percorso verso una maggiore resilienza e un atteggiamento più positivo.

Ecco 10 esercizi di mindfulness che puoi praticare ogni giorno:

Respirazione consapevole: Dedica alcuni minuti al giorno a concentrarti sulla tua respirazione. Siediti in modo confortevole, chiudi gli occhi e porta l'attenzione al respiro mentre entra e esce dal tuo corpo. Nota il movimento del respiro e lascia che la tua mente si calmi e si rilassi.

Ascolto attivo: Pratica l'ascolto attivo durante le conversazioni con gli altri. Fai uno sforzo cosciente per essere presente nel momento e ascoltare veramente ciò che l'altra persona sta dicendo, senza giudicare o interrompere. Concentrati sulle parole, sul tono e sul linguaggio del corpo della persona.

Scansione corporea: Dedica del tempo ogni giorno per eseguire una scansione corporea consapevole. Siediti o sdraiati in modo confortevole e porta l'attenzione a ogni parte del tuo corpo, partendo dalla testa e arrivando fino ai piedi. Nota le sensazioni fisiche, le tensioni e le aree di rilassamento mentre esplori ogni parte del tuo corpo.

Camminata consapevole: Durante le tue passeggiate quotidiane, pratica la camminata consapevole. Presta attenzione ai movimenti del tuo corpo mentre cammini, alle sensazioni dei tuoi piedi toccare il suolo e all'ambiente circostante.

Sintonizzati con il ritmo naturale del tuo respiro mentre ti muovi.

Momenti di pausa: Prenditi dei momenti di pausa durante la giornata per ritirarti in un luogo tranquillo e dedicarti alla consapevolezza del momento presente. Lascia che la tua mente si calmi e si rilassi, portando l'attenzione al respiro e alle sensazioni presenti nel tuo corpo.

Pratica della gratitudine: Prima di andare a letto ogni sera, prenditi del tempo per riflettere su tre cose per cui sei grato nella tua giornata. Focalizzati su esperienze positive, persone care o semplici momenti di gioia. Sentire gratitudine può aiutarti a coltivare una prospettiva più positiva sulla vita.

Pausa pranzo consapevole: Durante il pasto, pratica la consapevolezza del cibo. Prenditi del tempo per assaporare ogni morso, notando il sapore, la consistenza e l'odore del cibo. Mangia lentamente e con consapevolezza, lasciando che ogni boccone sia un'esperienza sensoriale.

Pause di respirazione: Pratica brevi pause di respirazione durante il giorno per riconnetterti con te stesso e ridurre lo stress. Siediti in modo confortevole, chiudi gli occhi e prendi tre respiri profondi e consapevoli, portando l'attenzione al respiro mentre entra e esce dal tuo corpo.

Gratitudine al risveglio: Al mattino, prima di alzarti dal letto, dedica qualche istante per sentire gratitudine per il nuovo giorno che inizia. Rifletti su tre cose per cui sei grato nella tua vita e porta questa sensazione di gratitudine con te mentre ti prepari per la giornata.

Espressione della gentilezza: Pratica atti di gentilezza verso te stesso e gli altri ogni giorno. Fai uno sforzo cosciente per essere gentile e compassionevole con te stesso nelle parole e nelle azioni. Inoltre, cerca opportunità per esprimere gentilezza verso gli altri, offrendo un sorriso, una parola di incoraggiamento o un gesto gentile.

Ripeti queste frasi tutte le mattine in uno specchio

"Sono abbastanza, sono capace e sono degno di tutto ciò che la vita ha da offrire."

"Oggi affronterò le sfide con coraggio e fiducia, sapendo che ogni ostacolo è un'opportunità di crescita."

"Il mio valore non dipende dai giudizi degli altri. Mi amo e mi accetto esattamente come sono."

"Sono il creatore della mia realtà e posso manifestare il successo e la felicità nella mia vita."

"Ogni passo che faccio mi avvicina sempre di più al mio potenziale più alto. Sono pronto a brillare e a raggiungere grandi risultati oggi."

Sii deciso/a mente le ripeti

Capitolo 5: Celebrare il Successo - Riconoscimento e valorizzazione dei propri successi per promuovere la crescita personale

Il successo è una componente fondamentale del nostro viaggio personale. Tuttavia, spesso trascuriamo di riconoscere e valorizzare i nostri successi, concentrando invece l'attenzione sui nostri fallimenti o sulle mete non raggiunte. In questo capitolo, esploreremo l'importanza di celebrare il successo e come questo atteggiamento possa favorire la crescita personale.

Il Significato del Successo

Prima di tutto, è importante comprendere cosa significhi il successo per ognuno di noi. Il successo non è semplicemente la realizzazione di grandi obiettivi o il raggiungimento di traguardi prestabiliti, ma piuttosto un processo continuo di crescita, apprendimento e realizzazione personale. Ogni piccolo passo avanti, ogni vittoria, anche la più piccola, contribuisce al nostro successo personale.

Riconoscere e Valorizzare i Successi

Spesso sottovalutiamo i nostri successi, considerandoli come risultati scontati o non degni di nota. Tuttavia, è fondamentale riconoscere e valorizzare ogni successo, grande o piccolo che sia. Questo non solo ci aiuta a mantenere alta la motivazione e la fiducia in noi stessi, ma ci permette anche di coltivare un senso di gratitudine per il nostro percorso e per le nostre realizzazioni.

L'Importanza della Celebrazione

La celebrazione del successo è un passo cruciale nel processo di crescita personale. Quando celebriamo i nostri successi, riconosciamo il nostro valore e il nostro potenziale, incoraggiandoci a perseguire ulteriori traguardi e a continuare il nostro percorso di crescita. Inoltre, la celebrazione ci permette di fermarci e riflettere sul nostro percorso, apprezzando il viaggio che abbiamo compiuto finora.

Modelli di Celebrazione del Successo

Esistono molte modalità diverse per celebrare il successo, e ognuno può trovare l'approccio che meglio si adatta alla propria personalità e alle proprie preferenze. Alcuni potrebbero scegliere di festeggiare con amici e familiari, organizzando una cena o una festa per condividere la gioia del successo. Altri potrebbero preferire una celebrazione più intima, come una serata tranquilla dedicata a se stessi, una passeggiata in natura o una sessione di meditazione per riflettere sulle proprie realizzazioni.

La Pratica della Gratitudine

La gratitudine è un elemento chiave della celebrazione del successo. Prenditi del tempo ogni giorno per riflettere su ciò per cui sei grato riguardo ai tuoi successi. Che si tratti di riconoscere il supporto di amici e familiari, di apprezzare le tue capacità e il tuo impegno o di semplicemente essere grati per le opportunità che hai avuto, la pratica della gratitudine ti aiuta a mantenere un atteggiamento positivo e a riconoscere il valore dei tuoi successi.

Il Potere del Riconoscimento

Il riconoscimento da parte degli altri può avere un impatto significativo sulla nostra percezione di successo e sulla nostra motivazione. Rendere omaggio ai nostri successi attraverso il riconoscimento pubblico, come elogi o premi, ci conferma il nostro valore e ci motiva a perseverare nei nostri sforzi. Tuttavia, è importante ricordare che il vero riconoscimento deriva anche dall'interno, dalla consapevolezza e dalla gratitudine per i nostri successi personali.

La Crescita Personale Attraverso la Celebrazione

La celebrazione del successo non è solo una festa momentanea, ma un'opportunità per promuovere la crescita personale. Attraverso la celebrazione, riconosciamo il nostro valore e il nostro potenziale, rafforzando la nostra fiducia in noi stessi e alimentando la nostra determinazione a perseguire ulteriori traguardi. Inoltre, la celebrazione ci aiuta a sviluppare una prospettiva positiva sul nostro percorso, incoraggiandoci a vedere ogni sfida come un'opportunità di crescita e apprendimento.

La Pratica della Celebrazione del Successo

Per incorporare la celebrazione del successo nella tua vita quotidiana, considera di adottare le seguenti pratiche:

Tenere un diario di gratitudine: Ogni giorno, prenditi del tempo per scrivere su un diario tre cose per cui sei grato riguardo ai tuoi successi.

Organizzare una cerimonia di celebrazione: Quando raggiungi un obiettivo significativo, organizza una cerimonia di celebrazione per condividere la gioia del successo con amici e familiari.

Premi te stesso: Dopo aver compiuto un importante traguardo, premi te stesso con un regalo o con un'attività che ti piace, come una cena speciale o una gita fuori porta.

Condividere la tua gioia: Condividi i tuoi successi con gli altri attraverso le reti sociali, i blog o le conversazioni con amici e familiari. La condivisione della tua gioia può ispirare e motivare gli altri e rafforzare il tuo senso di realizzazione personale.

Celebrare il successo è un'importante pratica che ci permette di riconoscere il nostro valore e il nostro potenziale, promuovendo così la crescita personale e il benessere emotivo. Attraverso la celebrazione, riconosciamo i nostri successi, alimentiamo la nostra motivazione e sviluppiamo una prospettiva positiva sul nostro percorso. Che questo capitolo ti ispiri a riconoscere e valorizzare i tuoi successi, promuovendo così una vita più piena e soddisfacente.

Le Diverse Forme di Successo

È importante notare che il successo non si limita ai grandi traguardi o agli obiettivi prestabiliti. Esistono molte forme di successo, che possono variare da persona a persona e da situazione a situazione. Il successo può manifestarsi sotto forma di progressi personali, piccole vittorie quotidiane, relazioni soddisfacenti, crescita spirituale, realizzazione professionale o semplicemente trovare gioia e soddisfazione nella vita quotidiana. Riconoscere e valorizzare ogni forma di successo nella tua vita ti permette di apprezzare appieno la ricchezza e la diversità del tuo percorso personale.

Trasformare i Fallimenti in Successi

Inoltre, è importante considerare che i fallimenti possono essere parte integrante del nostro viaggio verso il successo. Ogni fallimento, ogni ostacolo superato, ci offre l'opportunità di imparare, crescere e migliorare. Invece di vedere i fallimenti come sconfitte, possiamo trasformarli in successi, utilizzando le lezioni apprese per guidarci verso nuove sfide e nuove opportunità di crescita. Celebrare i nostri fallimenti come occasioni di apprendimento e crescita personale ci permette di mantenere un atteggiamento positivo e proattivo di fronte alle sfide che incontriamo.

La Pratica del Self-Reflection

Una parte importante del processo di celebrazione del successo è la pratica della riflessione su se stessi. Prenditi del tempo regolarmente per riflettere sul tuo percorso, sui tuoi obiettivi e sui tuoi successi. Fai domande profonde su chi sei, cosa vuoi dalla vita e cosa ti rende veramente felice. Questa pratica di auto-riflessione ti aiuta a mantenere il focus sui tuoi valori e sulle tue priorità, guidandoti verso una vita più autentica e soddisfacente.

La Connessione tra Successo e Benessere Emotivo

Il successo non dovrebbe essere visto come un obiettivo finale da raggiungere, ma piuttosto come un processo continuo di crescita e realizzazione personale. Tuttavia, è importante notare che il successo può contribuire significativamente al nostro benessere emotivo e alla nostra soddisfazione nella vita. Sentirsi realizzati e soddisfatti dei nostri successi ci permette di vivere una vita più piena, significativa e gratificante. Inoltre, il successo può avere un impatto positivo sulla nostra autostima, sulla nostra fiducia in noi stessi e sulla nostra capacità di affrontare le sfide della vita con coraggio e determinazione.

La Celebrazione come Pratica Continua

Infine, è importante riconoscere che la celebrazione del successo è una pratica continua che dovrebbe essere integrata nella nostra vita quotidiana. Ogni giorno, prenditi del tempo per riconoscere e valorizzare i tuoi successi, grandi e piccoli che siano. Celebra le tue vittorie con gioia e gratitudine, condividendo la tua gioia con gli altri e ispirando coloro che ti circondano. Inoltre, ricorda di celebrare anche i successi degli altri, riconoscendo e apprezzando le loro realizzazioni e contribuendo a creare un clima di supporto e incoraggiamento reciproco.

Festeggio delle Piccole Vittorie: Ad esempio, se hai completato con successo un progetto al lavoro o hai raggiunto un obiettivo personale, prenditi del tempo per festeggiare. Puoi organizzare una cena speciale, concederti un trattamento di bellezza o semplicemente goderti del tempo libero con attività che ti piacciono.

Scrittura di un Diario di Gratitudine: Ogni sera, prima di andare a letto, prenditi qualche minuto per scrivere nel tuo diario di gratitudine. Rifletti sui successi della giornata e annota tre cose per cui sei grato. Questa pratica ti aiuta a mantenere un atteggiamento positivo e a riconoscere il valore dei tuoi successi quotidiani.

Condivisione dei Successi con Amici e Familiari: Parla apertamente dei tuoi successi con le persone care. Condividere la tua gioia con gli altri non solo ti permette di celebrare il tuo successo, ma può anche ispirare e motivare coloro che ti circondano.

Regali e Ricompense Personali: Dopo aver raggiunto un obiettivo significativo, premi te stesso con un regalo o una ricompensa personale. Può essere qualcosa di materiale, come un libro che desideravi leggere o un oggetto che ti piace, o può essere un'esperienza, come una gita fuori porta o una serata al cinema.

Esprimere Riconoscenza verso Coloro che Ti Hanno Sostenuto: Non dimenticare di ringraziare le persone che ti hanno sostenuto nel raggiungimento dei tuoi successi. Può essere un collega che ti ha aiutato con un progetto, un amico che ti ha dato consigli preziosi o un familiare che ti ha incoraggiato nei momenti difficili. Mostrare gratitudine verso coloro che ti hanno supportato rende la celebrazione del successo ancora più significativa.

Conclusioni

In conclusione, la celebrazione del successo è un elemento fondamentale del nostro viaggio personale verso la realizzazione e la felicità. Riconoscere e valorizzare i nostri successi ci permette di mantenere alta la motivazione, di alimentare la nostra fiducia in noi stessi e di promuovere la crescita personale e il benessere emotivo. Attraverso la celebrazione, riconosciamo il nostro valore e il nostro potenziale, incoraggiandoci a perseguire ulteriori traguardi e a vivere una vita piena di significato e soddisfazione. Che questo capitolo ti ispiri a celebrare i tuoi successi, a riconoscere il valore del tuo percorso e a vivere ogni giorno con gratitudine e gioia.

Capitolo 6: L'Amore per Sé - Guida per scoprire e coltivare un amore profondo e duraturo per te stesso

L'amore per sé è una parte essenziale del benessere emotivo e della salute mentale. Tuttavia, molte persone trovano difficile coltivare un vero e proprio amore per sé, spesso confondendo l'autostima con l'egocentrismo o trovando difficile accettare se stessi per quello che sono. In questo capitolo, esploreremo l'importanza dell'amore per sé, i benefici che porta nella nostra vita e forniremo una guida pratica per scoprire e coltivare un amore profondo e duraturo per te stesso.

L'Importanza dell'Amore per Sé

Prima di tutto, è importante comprendere perché l'amore per sé è così fondamentale per il nostro benessere emotivo. L'amore per sé è la base su cui si costruisce una sana autostima, fiducia in sé stessi e capacità di affrontare le sfide della vita con coraggio e determinazione. Senza un amore sano per sé stessi, è difficile sentirsi apprezzati, accettati e realizzati nella vita.

Superare le Barriere all'Amore per Sé

Molte persone incontrano delle barriere nel loro percorso verso l'amore per sé. Queste barriere possono includere bassa autostima, auto-critica e auto-sabotaggio, tra gli altri. È importante identificare e affrontare queste barriere per poter coltivare un amore profondo e duraturo per sé stessi.

Accettazione di Sé

Un passo fondamentale per coltivare l'amore per sé è l'accettazione di sé. Accettare se stessi significa accettare tutte le parti di te stesso, compresi i tuoi difetti e le tue imperfezioni. È importante riconoscere che nessuno è perfetto e che tutti abbiamo dei difetti. Accettare se stessi per quello che si è è il primo passo verso la costruzione di un amore sano per sé stessi.

Perdono di Sé

Oltre all'accettazione di sé, è importante praticare il perdono di sé. Ciò significa lasciar andare il passato e perdonarsi per gli errori e le scelte sbagliate che hai fatto nella vita. Il perdono di sé ti libera dal peso del rimorso e ti permette di vivere nel momento presente con leggerezza e libertà.

Autocompassione

L'autocompassione è un'altra componente essenziale dell'amore per sé. Significa trattare te stesso con gentilezza, compassione e cura, proprio come faresti con un caro amico in difficoltà. L'autocompassione ti aiuta a sviluppare una prospettiva più equilibrata su te stesso e sulle tue esperienze, promuovendo la guarigione emotiva e il benessere psicologico.

Pratiche per Coltivare l'Amore per Sé

Ci sono molte pratiche che puoi adottare per coltivare un amore profondo e duraturo per te stesso. Alcune di queste pratiche includono:

Pratica della Gratitudine: Dedica del tempo ogni giorno per riflettere su ciò per cui sei grato nella tua vita, compresi i tuoi tratti positivi, le tue capacità e le tue realizzazioni.

Auto-riflessione: Prenditi del tempo per riflettere su te stesso, le tue esperienze e le tue emozioni. Questa pratica ti aiuta a sviluppare una maggiore consapevolezza di te stesso e delle tue esigenze emotive.

Auto-cura: Fai dello spazio per prenderti cura di te stesso, sia fisicamente che emotivamente. Ciò può includere l'esercizio fisico, una dieta sana, il riposo adeguato, la meditazione e altre pratiche che ti aiutano a mantenere il benessere generale.

Affronta l'auto-critica: Sfida i tuoi pensieri negativi e auto-critici e sostituiscili con pensieri più positivi e compassionevoli. Lavora sulla sostituzione delle credenze limitanti con credenze più costruttive e favorevoli.

Celebrazione dei Successi: Prenditi del tempo per riconoscere e valorizzare i tuoi successi, grandi e piccoli che siano. Celebrare i tuoi successi ti aiuta a mantenere alta la motivazione e la fiducia in te stesso.

Benefici dell'Amore per Sé

Coltivare un amore profondo e duraturo per sé stessi porta una serie di benefici nella nostra vita. Tra questi ci sono una maggiore autostima, una migliore salute mentale, relazioni più appaganti, una maggiore resilienza e una maggiore capacità di affrontare le sfide della vita con coraggio e determinazione.

L'amore per sé è una componente essenziale del benessere emotivo e della salute mentale. Coltivare un amore profondo e duraturo per sé stessi richiede tempo, impegno e pratica costante, ma i benefici che ne derivano sono inestimabili. Che questo capitolo ti ispiri a scoprire e coltivare un amore profondo e duraturo per te stesso, promuovendo così una vita piena di gioia, gratitudine e soddisfazione.

Accettazione del Sé

Una delle chiavi principali per coltivare un amore profondo per sé è l'accettazione completa del sé. Questo significa abbracciare tutte le parti di te stesso, compresi i tuoi difetti, le tue debolezze e i tuoi tratti meno desiderabili. L'accettazione del sé è un atto di gentilezza e compassione verso te stesso, riconoscendo che sei un essere umano completo con una gamma completa di emozioni ed esperienze. Invece di giudicare o criticare te stesso per le tue imperfezioni, impara a vedere la tua interezza e unicità come una fonte di forza e bellezza.

Perdono di Sé

Il perdono di sé è un altro aspetto cruciale dell'amore per sé. Troppo spesso, ci aggrappiamo ai nostri errori passati e ci condanniamo per le nostre azioni passate. Tuttavia, il perdono di sé ci permette di lasciar andare il passato e di abbracciare il presente con compassione e indulgenza. Quando ti concedi il perdono, liberi te stesso dal peso del rimorso e della colpa, aprendo la strada alla guarigione e al rinnovamento interiore.

Autocompassione

L'autocompassione è un atto di gentilezza e amore verso te stesso, proprio come lo saresti con un caro amico in difficoltà. Significa trattarti con cura e gentilezza quando sei ferito o sofferente, invece di auto-criticarti o giudicarti duramente. L'autocompassione ti aiuta a sviluppare una maggiore resilienza emotiva e un senso di auto-valore, promuovendo la tua capacità di affrontare le sfide della vita con coraggio e determinazione.

Pratiche per Coltivare l'Amore per Sé

Ci sono molte pratiche che puoi adottare per coltivare un amore profondo e duraturo per te stesso. Alcune di queste pratiche includono:

Mindfulness e Meditazione: La pratica della mindfulness e della meditazione ti aiuta a sviluppare una maggiore consapevolezza di te stesso e delle tue esperienze, promuovendo la tua capacità di accettare te stesso esattamente per quello che sei.

Esplorazione degli Interessi e dei Passioni: Dedica del tempo a esplorare i tuoi interessi e le tue passioni. Coltivare le attività che ti portano gioia e soddisfazione ti aiuta a connetterti con te stesso su un livello più profondo e a nutrire il tuo amore per sé.

Pratica della Gratitudine: Prenditi del tempo ogni giorno per riflettere su ciò per cui sei grato nella tua vita, compresi i tuoi tratti positivi, le tue capacità e le tue realizzazioni. La pratica della gratitudine ti aiuta a sviluppare una prospettiva più positiva su te stesso e sulla tua vita, promuovendo un senso di auto-apprezzamento e gratitudine.

Affrontare l'Auto-Critica: Sfida i tuoi pensieri negativi e auto-critici e sostituiscili con pensieri più compassionevoli e amorevoli. Lavora sulla sostituzione delle credenze limitanti con credenze più costruttive e favorevoli, promuovendo così una maggiore fiducia in te stesso e un senso di auto-valore.

Benefici dell'Amore per Sé

Coltivare un amore profondo e duraturo per sé porta una serie di benefici nella nostra vita. Tra questi ci sono una maggiore autostima, una migliore salute mentale, relazioni più appaganti, una maggiore resilienza e una maggiore capacità di affrontare le sfide della vita con coraggio e determinazione. Quando ti ami veramente, ti apri a una vita più piena e significativa, vivendo ogni giorno con gioia, gratitudine e soddisfazione.

Conclusioni

In conclusione, l'amore per sé è una parte fondamentale del benessere emotivo e della salute mentale. Coltivare un amore profondo e duraturo per te stesso richiede tempo, impegno e pratica costante, ma i benefici che ne derivano sono inestimabili. Che questo capitolo ti ispiri a scoprire e coltivare un amore profondo e duraturo per te stesso, promuovendo così una vita piena di gioia, gratitudine e soddisfazione.

Capitolo 7: La Felicità Definita - Definizione personale della felicità e come raggiungerla nella tua vita

La ricerca della felicità è un viaggio universale che coinvolge ogni essere umano. Tuttavia, la felicità non è un concetto universale e può essere definita in modi diversi da persona a persona. In questo capitolo, esploreremo la natura soggettiva della felicità, esamineremo diverse prospettive sulla sua definizione e forniremo strumenti pratici per raggiungere la felicità nella vita quotidiana.

La Natura Soggettiva della Felicità

La felicità è una condizione soggettiva che varia da individuo a individuo. Per alcune persone, la felicità può essere associata al successo professionale o materiale, mentre per altre può derivare dalle relazioni significative o dall'autorealizzazione personale. È importante riconoscere che non esiste una definizione universale di felicità e che ogni persona ha il diritto di definirla in base alle proprie esperienze, valori e obiettivi di vita.

Definizione Personale della Felicità

Il primo passo per raggiungere la felicità è definirla personalmente. Ciò significa riflettere su ciò che ti rende veramente felice e soddisfatto nella vita. Potresti chiederti: Quali sono le attività che mi danno gioia? Quali sono i valori che considero importanti? Cosa mi motiva e mi ispira? Rispondere a queste domande ti aiuta a identificare ciò che è veramente significativo per te e a creare una visione personale della felicità.

Componenti della Felicità

La felicità può essere considerata una combinazione di diversi elementi, tra cui:

Benessere Emotivo: La capacità di sperimentare emozioni positive come la gioia, la gratitudine e la serenità.

Salute Mentale: Una mente equilibrata e resiliente, in grado di affrontare lo stress e le sfide della vita con ottimismo e determinazione.

Relazioni Sane: Connessioni significative con gli altri, basate sulla fiducia, il rispetto e il sostegno reciproco.

Realizzazione Personale: Il perseguimento dei propri obiettivi e passioni, e il senso di soddisfazione derivante dai successi personali.

Vita Significativa: Sentirsi parte di qualcosa di più grande di sé stessi e contribuire al benessere degli altri e del mondo che ci circonda.

Strumenti per Raggiungere la Felicità

Una volta definita la tua personale visione della felicità, puoi utilizzare una serie di strumenti pratici per avvicinarti a questo obiettivo. Alcune strategie includono:

Pratica della Gratitudine: Prenditi del tempo ogni giorno per riflettere su ciò per cui sei grato nella tua vita. La gratitudine ti aiuta a sviluppare una prospettiva più positiva e ottimista, promuovendo il benessere emotivo e la felicità.

Vivere nel Momento Presente: Pratica la mindfulness e concentra la tua attenzione sul momento presente. Vivere nel momento presente ti aiuta a ridurre lo stress e l'ansia, promuovendo la tranquillità e la serenità interiore.

Coltivare Relazioni Sane: Investi tempo ed energia nelle relazioni significative con gli altri. Le relazioni sane e appaganti sono una fonte di felicità e sostegno emotivo nella tua vita.

Pursuing Passions: Dedica del tempo alle attività che ti appassionano e ti riempiono di gioia. Coltivare le tue passioni ti aiuta a sentirti vivo e apprezzare la bellezza della vita.

Pratica dell'Autocompassione: Tratta te stesso con gentilezza e compassione, proprio come faresti con un caro amico in difficoltà. L'autocompassione ti aiuta a sviluppare una relazione amorevole con te stesso, promuovendo la fiducia e la felicità interiore.

Benefici della Felicità

Raggiungere la felicità porta una serie di benefici nella nostra vita, tra cui:

Migliore Salute Fisica e Mentale: La felicità è associata a una migliore salute fisica e mentale, compreso un sistema immunitario più forte, una maggiore longevità e una riduzione del rischio di malattie croniche.

Relazioni più Sane e Appaganti: Le persone felici tendono ad avere relazioni più soddisfacenti e appaganti con gli altri, basate sulla fiducia, la comunicazione aperta e il sostegno reciproco.

Maggiore Resilienza: La felicità promuove la resilienza emotiva e la capacità di affrontare le sfide della vita con ottimismo e determinazione.

Maggiore Successo e Realizzazione: Le persone felici sono più propense a raggiungere il successo personale e professionale, poiché sono motivate e ispirate a perseguire i propri obiettivi con impegno e determinazione.

Migliore Qualità della Vita: Infine, la felicità migliora la qualità complessiva della vita, promuovendo un senso di gioia, gratitudine e soddisfazione nel quotidiano.

La felicità è una condizione soggettiva che varia da individuo a individuo. Raggiungere la felicità richiede una definizione personale di ciò che significa essere felici e l'adozione di strumenti pratici per avvicinarsi a questo obiettivo. Che tu stia cercando la felicità attraverso le relazioni, il lavoro, le passioni o la realizzazione personale, è importante seguire il tuo cuore e perseguire ciò che ti porta gioia e soddisfazione nella vita. Che questo capitolo ti ispiri a definire la tua personale visione della felicità e a fare scelte che promuovano il tuo benessere emotivo e la tua gioia interiore.

Approfondimento della Definizione Personale della Felicità

Per molti, la felicità è associata a momenti di gioia intensa e pienezza emotiva. Tuttavia, la felicità può essere molto più complessa di semplici momenti di gioia. Per alcune persone, la felicità può essere una sensazione di pace interiore e soddisfazione duratura, mentre per altre può essere un senso di scopo e significato nella vita. Esplorare la tua personale definizione della felicità richiede un'analisi approfondita delle tue esperienze, valori e aspirazioni, così come una riflessione sulla tua visione ideale di vita.

Elementi Essenziali della Felicità

Sebbene la felicità sia un concetto soggettivo, ci sono alcuni elementi comuni che spesso contribuiscono a una sensazione di felicità e benessere. Questi elementi possono includere:

Equilibrio Emotivo: La capacità di gestire le emozioni in modo sano e bilanciato, riconoscendo e accettando sia le emozioni positive che negative.

Gratitudine: La pratica di riconoscere e apprezzare le cose buone nella propria vita, anche nelle circostanze più difficili.

Soddisfazione Personale: Sentirsi soddisfatti della propria vita e delle proprie scelte, e avere un senso di realizzazione personale.

Relazioni Significative: Avere relazioni positive e appaganti con gli altri, basate sulla fiducia, il rispetto e la condivisione reciproca.

Realizzazione dei Propri Obiettivi: Lavorare verso obiettivi significativi e sentirsi soddisfatti dei progressi compiuti verso il loro raggiungimento.

Vita Equilibrata: Mantenere un equilibrio sano tra lavoro, tempo libero, relazioni e autorealizzazione.

Sviluppo Personale: Impegnarsi nel proprio sviluppo personale e spirituale, e coltivare una crescita continua.

Contributo Positivo: Sentirsi parte di qualcosa di più grande di sé stessi e contribuire al benessere degli altri e della società nel suo insieme.

Strategie per Raggiungere la Felicità

Ci sono molte strategie che puoi adottare per avvicinarti alla felicità nella tua vita quotidiana. Alcune di queste strategie includono:

Pratica della Consapevolezza: Sviluppare una maggiore consapevolezza di te stesso e del mondo che ti circonda, vivendo nel momento presente e apprezzando le piccole gioie della vita.

Coltivare Relazioni Positive: Investire tempo ed energia nelle relazioni significative con gli altri, coltivando legami basati sulla fiducia, il rispetto e la reciproca condivisione.

Promuovere il Benessere Emotivo: Adottare pratiche che favoriscono il benessere emotivo, come l'esercizio fisico regolare, una dieta equilibrata, il riposo adeguato e la gestione dello stress.

Cercare Significato e Scopo: Identificare i valori che sono importanti per te e impegnarti in attività che riflettono questi valori, dando un senso di scopo e significato alla tua vita.

Coltivare la Gratitudine: Prenditi del tempo ogni giorno per riflettere su ciò per cui sei grato nella tua vita, riconoscendo e apprezzando le tue benedizioni.

Sperimentare e Crescere: Essere aperti alle nuove esperienze e alle opportunità di crescita personale, cercando sempre di imparare e sviluppare nuove competenze.

Vivere Autenticamente: Essere veri con te stessi e vivere in linea con i tuoi valori e le tue aspirazioni più profonde, senza compromettere la tua integrità personale.

Il Viaggio Verso la Felicità

Raggiungere la felicità è un viaggio continuo e dinamico, piuttosto che un destino finale da raggiungere. È importante ricordare che la felicità non è qualcosa da trovare o raggiungere all'esterno di noi stessi, ma piuttosto una condizione interiore che possiamo coltivare e nutrire nel nostro cuore e nella nostra mente. Attraverso una combinazione di auto-riflessione, pratica consapevole e relazioni significative, possiamo avvicinarci sempre di più a una vita di felicità e soddisfazione.

In conclusione, la felicità è un concetto soggettivo che varia da individuo a individuo. Definirla e raggiungerla richiede un'analisi approfondita delle proprie esperienze, valori e aspirazioni, così come l'adozione di strategie pratiche per promuovere il benessere emotivo e la soddisfazione nella vita quotidiana. Che tu stia cercando la felicità attraverso relazioni significative, realizzazione personale, o semplicemente vivendo nel momento presente, è importante seguire il tuo cuore e perseguire ciò che ti porta gioia e soddisfazione autentiche. Che questo capitolo ti ispiri a definire la tua personale visione della felicità e a fare scelte che promuovano il tuo benessere emotivo e la tua gioia interiore.

Capitolo 8: Esercizi Pratici - Applicazione dei Concetti di Psicologia Positiva nella Vita Quotidiana

La psicologia positiva offre una ricca gamma di strumenti e pratiche che possono essere utilizzati per promuovere il benessere emotivo, migliorare la qualità della vita e favorire la crescita personale. In questo capitolo, esploreremo una serie di esercizi pratici e attività basate sui principi della psicologia positiva, che possono essere facilmente integrati nella vita di tutti i giorni per promuovere una maggiore felicità, gratitudine e realizzazione.

Introduzione alla Psicologia Positiva

La psicologia positiva è una branca della psicologia che si concentra sullo studio delle emozioni positive, dei tratti positivi del carattere e delle condizioni che promuovono il benessere e la realizzazione umana. Piuttosto che concentrarsi esclusivamente sui problemi e sulle disfunzioni, la psicologia positiva esplora ciò che rende la vita degna di essere vissuta e come possiamo coltivare queste qualità per vivere una vita più piena e soddisfacente.

Importanza degli Esercizi Pratici

Gli esercizi pratici basati sulla psicologia positiva forniscono un modo tangibile per applicare i principi e i concetti teorici nella vita di tutti i giorni. Queste attività offrono un'opportunità concreta per sperimentare il cambiamento personale e per integrare nuove abitudini e prospettive nella nostra vita quotidiana. Attraverso la pratica regolare di questi esercizi, possiamo sviluppare una maggiore consapevolezza di noi stessi, promuovere l'autorealizzazione e migliorare la nostra qualità della vita complessiva.

Esercizi Pratici di Psicologia Positiva

Gratitudine Journaling: Dedica del tempo ogni giorno a scrivere nel tuo diario della gratitudine. Rifletti su tre cose per cui sei grato quel giorno e annotale nel tuo diario. Questa pratica ti aiuta a sviluppare una prospettiva più positiva e ottimista sulla vita, promuovendo la gratitudine e il benessere emotivo.

Attività di Random Acts of Kindness: Cerca di compiere atti di gentilezza casuale ogni giorno, come tenere aperta la porta a qualcuno, fare un complimento sincero o aiutare qualcuno in difficoltà. Queste piccole azioni di gentilezza non solo fanno sentire gli altri bene, ma anche te stesso, promuovendo un senso di connessione e compassione reciproca.

Visualizzazione Positiva: Pratica la visualizzazione positiva, immaginando vividamente un momento di successo o realizzazione nella tua vita. Visualizza tutti i dettagli della scena, inclusi i suoni, i colori e le sensazioni fisiche associate a quel momento. Questa pratica ti aiuta a rafforzare la fiducia in te stesso e a mantenere alta la motivazione nel perseguire i tuoi obiettivi.

Mindfulness e Meditazione: Dedica del tempo ogni giorno alla pratica della mindfulness e della meditazione. Trova un luogo tranquillo dove sederti in silenzio e concentrati sulla tua respirazione o su un mantra rilassante. La mindfulness ti aiuta a vivere nel momento presente e a ridurre lo stress e l'ansia, promuovendo la pace interiore e la serenità.

Esercizio Fisico Regolare: Fai dell'esercizio fisico una parte regolare della tua routine quotidiana. Può essere qualsiasi cosa, dallo yoga alla corsa, al nuoto o alla danza. L'esercizio fisico non solo migliora la tua salute fisica, ma anche il tuo umore, promuovendo la produzione di endorfine, gli "ormoni della felicità".

Crescita Personale e Formazione: Dedica del tempo ogni settimana alla crescita personale e alla formazione. Leggi libri motivazionali, partecipa a seminari o corsi online, o impegnati in attività che ti aiutano a sviluppare nuove competenze e prospettive sulla vita.

Pratica dell'Auto-Compassione: Sii gentile e compassionevole con te stesso. Quando ti senti giù o stressato, ricorda di trattarti con amore e gentilezza, proprio come faresti con un caro amico in difficoltà. L'auto-compassione ti aiuta a sviluppare una relazione amorevole con te stesso, promuovendo la fiducia e il benessere emotivo.

Tempo di Qualità con gli Altri: Fai dell'interazione sociale una priorità nella tua vita. Passa del tempo di qualità con amici, familiari o persone care, condividendo momenti piacevoli e costruendo relazioni significative. Le relazioni sociali sono una fonte importante di supporto emotivo e benessere.

Esplorazione di Interessi e Passioni: Dedica del tempo a esplorare i tuoi interessi e passioni. Sperimenta nuove attività, hobby o esperienze che ti portano gioia e soddisfazione. Coltivare le tue passioni ti aiuta a sentirti vivo e apprezzare la bellezza della vita.

Pratica della Resilienza: Affronta le sfide della vita con coraggio e determinazione. Sviluppa una mentalità resiliente, vedendo le difficoltà come opportunità di crescita e apprendimento. Con il tempo, la pratica della resilienza ti aiuta a superare gli ostacoli e a diventare più forte e più resistente alle avversità.

Applicazione Pratica degli Esercizi

Per ottenere il massimo beneficio dagli esercizi pratici di psicologia positiva, è importante integrarli nella tua routine quotidiana in modo coerente e sistematico. Puoi creare un programma personalizzato che includa una combinazione di questi esercizi, adattati alle tue esigenze e preferenze individuali. Mantieni una mentalità aperta e sperimenta diverse pratiche per scoprire quali funzionano meglio per te.

La Psicologia Positiva rappresenta un importante contributo alla comprensione della natura umana e al miglioramento del benessere e della qualità della vita delle persone. Attraverso il suo focus sugli aspetti positivi dell'esperienza umana e l'applicazione di metodi e tecniche basate sulla ricerca scientifica, la psicologia positiva offre una prospettiva unica e preziosa sulla felicità e la realizzazione personale.

La Psicologia Positiva è una branca della psicologia che si concentra sullo studio e la promozione degli aspetti positivi dell'esperienza umana, come la felicità, il benessere, la gratitudine e la realizzazione personale. Essa si differenzia dalla tradizionale psicologia, che si concentra principalmente sui problemi mentali e sulle malattie psicologiche, focalizzandosi invece su ciò che rende la vita degna di essere vissuta e sulle risorse personali che possono portare al benessere.

Diario della Gratitudine: Ogni sera, prenditi del tempo per scrivere tre cose per cui sei grato quel giorno. Queste possono essere piccole cose, come un bel tramonto o una conversazione positiva con un amico. Tenere un diario della gratitudine ti aiuta a focalizzare l'attenzione sui lati positivi della vita.

Atti Casuali di Gentilezza: Ogni giorno, cerca di compiere almeno un atto casuale di gentilezza. Questo potrebbe essere tenere la porta aperta per qualcuno, fare un complimento sincero o fare una donazione a una causa benefica. Gli atti di gentilezza non solo fanno sentire bene gli altri, ma anche te stesso.

Visualizzazione Positiva: Pratica la visualizzazione positiva immaginando vivamente un risultato desiderato nella tua mente. Ad esempio, immagina te stesso raggiungere un obiettivo importante o superare una sfida. Concentrati sui dettagli e immagina la sensazione di successo e realizzazione.

Mindfulness e Meditazione: Dedica del tempo ogni giorno alla pratica della mindfulness e della meditazione. Trova un posto tranquillo, sediti in modo confortevole e concentrati sulla tua respirazione o su un mantra rilassante. La mindfulness ti aiuta a vivere nel momento presente e a ridurre lo stress e l'ansia.

Crescita Personale e Formazione: Dedica del tempo regolarmente alla tua crescita personale e al tuo sviluppo. Leggi libri motivazionali, partecipa a seminari o corsi online, o impegnati in attività che ti aiutano a sviluppare nuove competenze e prospettive sulla vita.

Pratica dell'Auto-Compassione: Sii gentile e compassionevole con te stesso. Quando ti trovi ad affrontare momenti difficili o quando commetti errori, trattati con gentilezza e comprensione. La pratica dell'auto-compassione ti aiuta a sviluppare una relazione amorevole con te stesso.

Tempo di Qualità con gli Altri: Dedica del tempo alle relazioni significative nella tua vita. Passa del tempo di qualità con amici, familiari o persone care, condividendo momenti piacevoli e costruendo relazioni positive.

Esplorazione di Interessi e Passioni: Dedica del tempo a esplorare i tuoi interessi e le tue passioni. Prova nuove attività, hobby o esperienze che ti portano gioia e soddisfazione. Coltivare le tue passioni ti aiuta a sentirsi vivo e apprezzare la bellezza della vita.

Esposizione alla Natura: Trascorri del tempo all'aria aperta e immergiti nella natura. Fare una passeggiata nel parco, andare in escursione o semplicemente sedersi in giardino può avere un effetto positivo sul benessere emotivo e mentale.

Espressione Creativa: Dedica del tempo alla creatività e all'espressione artistica. Puoi disegnare, dipingere, scrivere, suonare uno strumento musicale o impegnarti in qualsiasi altra attività che ti permetta di esprimere te stesso in modo creativo. L'espressione creativa può essere terapeutica e gratificante.

Capitolo 9: Storie di Vita - Racconti di Trasformazione Personale

Le storie di vita sono un potente mezzo per illustrare il potere della trasformazione personale. Attraverso queste narrazioni, siamo testimoni di come le persone affrontano le sfide, superano gli ostacoli e emergono trasformate, più forti e più resilienti di prima. In questo capitolo, esploreremo alcune storie di vita di individui famosi e non, che hanno affrontato avversità, lottato con se stessi e alla fine hanno trovato la via per la crescita personale e il successo. Queste storie ispiratrici ci mostrano che anche nelle situazioni più difficili, è possibile trovare la speranza, il coraggio e la forza per superare le avversità e realizzare il proprio potenziale.

1. Oprah Winfrey: Dalla Povertà al Successo Mondiale

Oprah Winfrey è uno degli esempi più iconici di trasformazione personale nella storia moderna. Cresciuta in povertà e con una difficile infanzia segnata dall'abuso e dalle difficoltà familiari, Oprah ha trovato nella sua determinazione e nell'ambizione la forza per superare le avversità. Nonostante le sfide, ha costruito un impero mediatico che include una rivista, una rete televisiva e un'influenza mondiale.

La sua storia dimostra il potere della resilienza, della determinazione e della capacità di trasformare le esperienze negative in fonti di forza e ispirazione.

2. Nelson Mandela: Dalla Prigione alla Presidenza

Nelson Mandela è un altro esempio straordinario di trasformazione personale. Prigioniero politico per 27 anni a causa del suo impegno contro l'apartheid in Sudafrica, Mandela ha trascorso anni di isolamento e oppressione. Tuttavia, anziché lasciarsi consumare dalla rabbia o dall'amarezza, ha scelto la via del perdono e della riconciliazione. Dopo essere stato rilasciato, ha lavorato instancabilmente per promuovere la pace e l'uguaglianza nel suo paese, diventando infine il primo presidente nero del Sudafrica. La sua storia è un potente esempio di come la compassione e la resilienza possano portare alla trasformazione personale e sociale.

3. J.K. Rowling: Dalla Disperazione al Successo Letterario

J.K. Rowling è conosciuta in tutto il mondo come l'autrice della serie di libri di Harry Potter, ma la sua strada verso il successo è stata segnata da numerosi fallimenti e difficoltà. Dopo il divorzio e la perdita del lavoro, si è ritrovata una madre single senza lavoro e con pochi soldi.

Tuttavia, ha continuato a perseguire il suo sogno di diventare una scrittrice, lavorando duramente per completare il suo primo romanzo. Anche dopo essere stata respinta da numerose case editrici, non ha mai perso la speranza. Alla fine, il suo impegno e la sua perseveranza hanno portato alla creazione di una delle serie di libri più amate di tutti i tempi. La sua storia è un esempio straordinario di come la determinazione e la passione possono superare le avversità e portare al successo.

4. Malala Yousafzai: Dall'Attivismo per l'Istruzione alla Vittoria del Nobel per la Pace

Malala Yousafzai è diventata un simbolo globale dell'attivismo per l'istruzione delle ragazze e dei diritti umani, ma la sua storia ha avuto inizio in modo umile e con una lotta personale. Cresciuta in una regione del Pakistan sotto il controllo dei talebani, ha rischiato la vita per difendere il diritto all'istruzione delle ragazze. Nel 2012, è stata vittima di un attentato terroristico, che ha cercato di mettere a tacere la sua voce. Tuttavia, Malala ha continuato a lottare per la sua causa, diventando la più giovane vincitrice del Premio Nobel per la Pace nel 2014. La sua storia dimostra il potere della determinazione e del coraggio nel perseguire la giustizia e il cambiamento sociale.

5. Nick Vujicic: Sconfiggere le Limitazioni Fisiche per Ispirare il Mondo

Nick Vujicic è nato senza braccia e senza gambe, ma questo non gli ha impedito di vivere una vita straordinaria e ispiratrice. Nonostante le sfide fisiche e emotive, ha imparato a superare le sue limitazioni e ad abbracciare la vita con gioia e determinazione. Oggi è un oratore motivazionale di fama mondiale, autore di bestseller e fondatore di un'organizzazione non profit che si impegna a ispirare e aiutare gli altri. La sua storia dimostra che la forza interiore e la resilienza possono superare qualsiasi ostacolo e ispirare gli altri a trovare il loro coraggio interiore.

6. Stephen Hawking: Sconfiggere le Sfide dell'Infermità per Rivoluzionare la Fisica

Stephen Hawking è stato uno dei più grandi fisici teorici della storia, nonostante le sue sfide fisiche. Affetto da una forma progressiva di sclerosi laterale amiotrofica (SLA) che lo ha costretto su una sedia a rotelle e a comunicare attraverso un sintetizzatore vocale, Hawking ha continuato a fare importanti scoperte nel campo della cosmologia e della fisica teorica. La sua determinazione e il suo ingegno gli hanno permesso di superare le sue limitazioni fisiche e di lasciare un'impronta indelebile nel mondo della scienza. La sua storia è un testamento alla forza dello spirito umano e alla capacità di superare le avversità.

7. Anne Frank: La Speranza e il Coraggio di Fronte all'Olocausto

Anne Frank è diventata un simbolo di speranza e coraggio durante l'Olocausto, grazie al suo famoso diario che ha tenuto nascosto nella soffitta di un edificio ad Amsterdam durante l'occupazione nazista dell'Olanda. Nonostante le terribili condizioni in cui si trovava, Anne ha trovato la forza di perseverare e di condividere i suoi pensieri e le sue speranze attraverso le pagine del suo diario. Anche dopo la sua tragica morte nel campo di concentramento di Bergen-Belsen, il suo diario è diventato un simbolo universale di resilienza e di speranza per le generazioni future.

8. Maya Angelou: Dalla Violenza all'Empowerment attraverso la Parola

Maya Angelou è stata una poetessa, scrittrice e attivista nota per le sue parole potenti e ispiratrici. Cresciuta in una famiglia segnata dalla violenza e dall'abuso, ha trovato nel potere delle parole un mezzo per trasformare il suo dolore in forza e ispirazione. Attraverso la sua poesia e la sua prosa, ha esplorato temi di identità, razzismo e oppressione, ispirando milioni di persone in tutto il mondo a trovare la propria voce e a lottare per il cambiamento. La sua storia dimostra il potere della resilienza e della creatività nel superare le avversità e nel promuovere la trasformazione personale e sociale.

9. Helen Keller: Superare la Sordità e la Cecità per Ispirare il Mondo

Helen Keller è stata una delle persone più influenti del XX secolo, nonostante fosse sorda e cieca fin dall'infanzia. Grazie al suo straordinario ingegno e alla sua determinazione, ha imparato a comunicare attraverso il linguaggio dei segni e ha ottenuto una laurea alla Radcliffe College. Keller ha dedicato la sua vita alla difesa dei diritti delle persone disabili e alla promozione dell'istruzione e dell'uguaglianza. La sua storia è un esempio di come la determinazione e il coraggio possono superare qualsiasi ostacolo e ispirare il mondo intero.

10. Mahatma Gandhi: La Non-Violenza come Strumento di Trasformazione Sociale

Mahatma Gandhi è stato un leader spirituale e politico indiano che ha guidato il movimento per l'indipendenza dell'India dal dominio britannico attraverso la non-violenza e la resistenza pacifica. Nonostante fosse stato imprigionato e perseguitato per le sue convinzioni, Gandhi ha continuato a lottare per la libertà e la giustizia, ispirando milioni di persone in tutto il mondo con la sua determinazione e il suo coraggio. La sua storia è un potente esempio di come la non-violenza e la resistenza pacifica possano portare al cambiamento sociale e politico.

11. Harriet Tubman: La Fuga dalla Schiavitù e la Lotta per la Libertà

Harriet Tubman è stata una leader abolizionista afroamericana che ha guidato centinaia di schiavi verso la libertà attraverso il famoso "Underground Railroad" durante il XIX secolo. Nonostante fosse nata in schiavitù e avesse affrontato innumerevoli rischi e pericoli nella sua missione di liberare gli schiavi, Tubman ha continuato a lottare per la libertà e la giustizia per tutti. La sua storia è un esempio di coraggio e determinazione nel perseguire la giustizia e il cambiamento sociale.

12. Ellen DeGeneres: Dallo Sfiducia alla Rinascita attraverso l'Umorismo

Ellen DeGeneres è un'attrice, comica e conduttrice televisiva nota per il suo senso dell'umorismo e il suo impegno per i diritti LGBTQ+. Nonostante abbia affrontato discriminazioni e ostilità a causa della sua sessualità, DeGeneres ha trovato nella risata e nell'umorismo una via per trasformare la sua esperienza personale in una fonte di ispirazione e di connessione con gli altri. La sua storia dimostra il potere dell'umorismo nel superare le avversità e nel promuovere la comprensione e l'empatia. Le storie di vita, quelle di celebrità e di persone comuni, ci offrono un prezioso tesoro di ispirazione e saggezza. Ogni racconto è una testimonianza del potere dell'essere umano di superare gli ostacoli, trasformare la sofferenza in forza e ispirare gli altri con la propria determinazione. In questo capitolo, esploreremo il viaggio emozionante di alcune figure storiche e contemporanee che hanno trasceso le avversità, incarnando la resilienza, il coraggio e la speranza.

La Forza del Coraggio e della Determinazione

Le storie di vita ci ricordano che non è la condizione in cui ci troviamo a definirci, ma la nostra risposta a quella condizione. Nelson Mandela, imprigionato per decenni per il suo impegno contro l'apartheid, non si è arreso alla disperazione o all'amarezza. Ha scelto invece la via del perdono e della riconciliazione, ispirando milioni di persone in tutto il mondo con la sua leadership e la sua compassione.

Anne Frank, confinata nella soffitta di un edificio durante l'Olocausto, ha trovato la forza di perseverare tenendo un diario che ci ha regalato una testimonianza indimenticabile della sua speranza e del suo coraggio. La sua voce, anche dopo la sua tragica morte, continua a ispirare generazioni di persone a lottare per la giustizia e la libertà.

Trasformare il Dolore in Forza e Ispirazione

Maya Angelou, vittima di abusi e violenze nella sua giovinezza, ha trasformato il suo dolore in una fonte di forza e ispirazione attraverso la sua poesia e la sua prosa. Ha usato le parole per esplorare i temi della discriminazione, dell'identità e dell'uguaglianza, ispirando milioni di persone a trovare la propria voce e a lottare per il cambiamento.

Nick Vujicic, nato senza braccia e gambe, ha affrontato le sue sfide fisiche e emotive con coraggio e determinazione, diventando un oratore motivazionale di fama mondiale e un simbolo di speranza per milioni di persone in tutto il mondo.

Il Potere dell'Empowerment e della Trasformazione

Malala Yousafzai, vittima di un attentato terroristico a causa del suo impegno per l'istruzione delle ragazze, ha trasformato la sua esperienza personale in una lotta globale per i diritti umani e l'uguaglianza. La sua determinazione e il suo coraggio hanno ispirato milioni di persone in tutto il mondo a lottare per la giustizia e l'uguaglianza.

Harriet Tubman, una schiava fuggitiva diventata leader abolizionista, ha guidato centinaia di schiavi verso la libertà attraverso il "Underground Railroad", dimostrando che anche nel momento più buio, c'è sempre la possibilità di trasformare la sofferenza in speranza e libertà.

La Speranza e l'Ispirazione per il Futuro

Queste storie di vita sono solo alcune delle tante che ci ricordano il potere della resilienza, del coraggio e della speranza umana. Ognuna di queste persone ha affrontato sfide uniche e ha dovuto superare ostacoli apparentemente insormontabili, ma attraverso la loro determinazione e la loro volontà di perseguire un futuro migliore, sono emerse trasformate e ispiratrici.

Ora più che mai, abbiamo bisogno di queste storie di speranza e coraggio. Viviamo in un mondo che spesso sembra dominato dalla paura, dal dolore e dalla divisione. Ma queste storie ci ricordano che anche nelle circostanze più difficili, c'è sempre la possibilità di trovare la forza interiore per superare gli ostacoli e realizzare il nostro potenziale.

Siamo tutti chiamati a essere protagonisti delle nostre vite, a lottare per ciò in cui crediamo e a perseguire i nostri sogni con determinazione e coraggio. Che si tratti di superare le difficoltà personali, di lottare per i diritti umani o di promuovere il cambiamento sociale, ognuno di noi ha il potenziale per fare una differenza nel mondo.

Le storie di vita ci insegnano che la trasformazione personale è possibile, che anche nei momenti più bui c'è sempre la possibilità di trovare la luce. Ogni storia è un invito a credere nella nostra capacità di superare gli ostacoli e di realizzare il nostro potenziale. Che tu sia in cerca di ispirazione per affrontare una sfida personale o di motivazione per perseguire un sogno, ricorda che le risposte che cerchi possono essere trovate nelle storie di coloro che sono venuti prima di te. Sii audace, sii coraggioso, e non smettere mai di credere nel potere della trasformazione personale e dell'ispirazione.

Capitolo 10: Superare il Dubbio Cronico - Strategie per Gestire e Superare il Dubbio e Migliorare il Benessere Generale

Il dubbio cronico è una sensazione dilaniante che può limitare significativamente la nostra capacità di vivere una vita piena e soddisfacente. Può manifestarsi in molte forme, dall'insicurezza personale alla costante ricerca di conferme dagli altri, fino alla paralisi decisionale. Tuttavia, è possibile superare il dubbio cronico e migliorare il nostro benessere generale. In questo capitolo, esploreremo diverse strategie e tecniche per gestire e superare il dubbio cronico, permettendoci di vivere una vita più autentica, fiduciosa e appagante.

Comprendere il Dubbio Cronico

Prima di poter affrontare il dubbio cronico, è importante comprenderne le radici e le manifestazioni. Il dubbio cronico può derivare da esperienze passate, traumi emotivi, autostima bassa o aspettative irrealistiche. Può manifestarsi attraverso pensieri negativi ricorrenti, auto-sabotaggio, procrastinazione o evitamento delle situazioni che ci mettono alla prova. Comprendere il dubbio cronico ci permette di affrontarlo in modo più efficace e consapevole.

Colmare le Lacune nell'Autostima

Una delle principali cause del dubbio cronico è l'autostima bassa. Per superare il dubbio cronico, è essenziale lavorare sulla nostra autostima e sviluppare una visione più positiva di noi stessi. Ciò può essere raggiunto attraverso l'identificazione e la sostituzione dei pensieri negativi con quelli positivi, il riconoscimento e la celebrazione dei nostri successi e la pratica dell'auto-compassione. Colmare le lacune nell'autostima ci aiuta a sentirsi più sicuri e fiduciosi nelle nostre capacità.

Affrontare le Paure e le Preoccupazioni

Il dubbio cronico spesso deriva da paure irrazionali e preoccupazioni eccessive riguardo al futuro. Affrontare queste paure e preoccupazioni è essenziale per superare il dubbio cronico. Una strategia efficace è la tecnica dell'esposizione graduale, che prevede l'esposizione progressiva alle situazioni temute, permettendoci di sperimentare il timore e di realizzare che siamo in grado di affrontarlo. Inoltre, la pratica della mindfulness e della meditazione può aiutare a ridurre l'ansia e a sviluppare una prospettiva più equilibrata sulle nostre preoccupazioni.

Sfide la Perfezione e l'Auto-Critica Eccessiva

Il desiderio di perfezione e l'auto-critica eccessiva sono comuni tra coloro che soffrono di dubbio cronico. Per superare questa tendenza, è importante sfidare il concetto di perfezione e accettare che fare errori e fallire fa parte del processo di crescita e apprendimento. Invece di auto-criticarsi per gli errori, è utile praticare l'auto-compassione e trattarsi con gentilezza e comprensione. Imparare a perdonare noi stessi e ad accettare le nostre imperfezioni ci permette di superare il dubbio cronico e di abbracciare una visione più realistica e compassionevole di noi stessi.

Identificare e Sfatare le Credenze Limitanti

Spesso il dubbio cronico è alimentato da credenze limitanti che abbiamo su noi stessi e sulle nostre capacità. Identificare e sfatare queste credenze è fondamentale per superare il dubbio cronico e migliorare il nostro benessere generale. Una strategia efficace è la ristrutturazione cognitiva, che prevede l'identificazione e la sostituzione delle credenze negative con quelle più realistiche e positive. Questo può essere fatto attraverso l'esplorazione delle prove a sostegno e contro le credenze limitanti e l'adozione di una prospettiva più equilibrata e obiettiva.

Cerca il Supporto di Amici, Familiari e Professionisti

Affrontare il dubbio cronico da soli può essere estremamente difficile. È importante cercare il supporto di amici, familiari e professionisti qualificati. Condividere le proprie esperienze e sentimenti con gli altri può offrire una prospettiva nuova e un sostegno emotivo prezioso. Inoltre, i professionisti della salute mentale possono fornire tecniche e strumenti specifici per gestire il dubbio cronico e migliorare il benessere generale.

Pratica la Gratitudine e la Riflessione Positiva

La pratica della gratitudine e della riflessione positiva può aiutare a contrastare il dubbio cronico e promuovere una prospettiva più ottimista sulla vita. Prendersi del tempo ogni giorno per riflettere sulle cose positive nella propria vita e per esprimere gratitudine per esse può aiutare a spostare l'attenzione dai pensieri negativi al bene presente nella propria vita. Inoltre, la pratica della riflessione positiva può aiutare a sviluppare una visione più equilibrata e ottimistica delle proprie capacità e delle proprie possibilità.

Impegnati in Attività che Ti Sfidano e Ti Soddisfano

Per superare il dubbio cronico, è importante impegnarsi in attività che ci sfidano e ci soddisfano. Questo può includere la ricerca di nuovi hobby o interessi, l'impegno in progetti creativi o la partecipazione a attività che ci mettono alla prova. L'impegnarsi in attività che ci portano gioia e soddisfazione può aiutare a distrarre dai pensieri negativi e a rafforzare la fiducia in noi stessi e nelle nostre capacità.

Il dubbio cronico è un compagno silenzioso ma persistente per molte persone, una voce interiore che mina la fiducia in sé stesse e crea un senso di incertezza e insicurezza costanti. In questo capitolo, esploreremo il dubbio cronico nei suoi vari aspetti, dalle sue origini psicologiche alle sue manifestazioni nella vita quotidiana. Scopriremo anche una serie di strategie pratiche e potenti per gestire e superare il dubbio cronico, migliorando così il benessere generale e promuovendo una vita più piena e soddisfacente.

Origini e Manifestazioni del Dubbio Cronico

Il dubbio cronico può avere radici profonde nelle esperienze di vita passate, nelle credenze negative su sé stessi e nel modo in cui si è stati influenzati dall'ambiente circostante. Molte persone che soffrono di dubbio cronico hanno avuto esperienze di critiche costanti o di fallimenti passati che hanno minato la loro fiducia in sé stesse. Altri possono aver interiorizzato messaggi negativi da parte della società o della cultura che li circonda, contribuendo così a alimentare il dubbio cronico.

Le manifestazioni del dubbio cronico possono essere varie e possono includere: indecisione costante, auto-sabotaggio, paura del giudizio degli altri, mancanza di fiducia nelle proprie capacità e tendenza a minimizzare i propri successi. Questi sintomi possono influenzare tutti gli aspetti della vita di una persona, dall'ambito professionale a quello personale, creando un senso generale di insicurezza e disagio.

Strategie per Gestire e Superare il Dubbio Cronico

Pratica dell'Auto-Compassione: Coltivare un atteggiamento di gentilezza e compassione verso se stessi è fondamentale per superare il dubbio cronico. Piuttosto che giudicarsi duramente o essere auto-critici, è importante imparare a trattarsi con gentilezza e comprensione, accettando i propri difetti e riconoscendo il proprio valore intrinseco come individui unici e degni di amore e rispetto.

Riflessione sulle Proprie Capacità e Successi: Spesso il dubbio cronico può farci concentrare esclusivamente sui nostri fallimenti e sulle nostre debolezze, trascurando di riconoscere i nostri successi e le nostre capacità. Fare un inventario dei nostri successi passati e delle nostre qualità positive può aiutarci a rafforzare la fiducia in noi stessi e a cambiare il nostro atteggiamento nei confronti del dubbio cronico.

Affrontare le Credenze Limitanti: Identificare e sfidare le credenze limitanti che alimentano il dubbio cronico è un passo importante verso la guarigione e la crescita personale. Spesso queste credenze sono radicate in esperienze passate o nella percezione distorta di sé stessi. Utilizzando tecniche di ristrutturazione cognitiva e di auto-indagine, è possibile mettere in discussione queste credenze e sostituirle con pensieri più positivi e realistici.

Pratica della Gratitudine: La gratitudine è un potente antidoto al dubbio cronico, poiché ci aiuta a focalizzare l'attenzione sui lati positivi della vita e a riconoscere le benedizioni che abbiamo già. Tenere un diario della gratitudine o fare esercizi di gratitudine quotidiana può aiutare a cambiare il nostro atteggiamento mentale e a promuovere una prospettiva più ottimistica e apprezzativa.

Affrontare la Paura del Giudizio degli Altri: Molte persone che soffrono di dubbio cronico hanno una forte paura del giudizio degli altri, che può limitare la loro capacità di esprimersi autenticamente e di perseguire i propri obiettivi. Affrontare questa paura coinvolge spesso la pratica dell'accettazione di sé e della vulnerabilità, imparando a mettersi in gioco nonostante il timore del giudizio altrui.

Sviluppo di Strategie di Coping: Avere strategie di coping efficaci può aiutare a gestire il dubbio cronico quando si manifesta. Queste strategie possono includere la pratica della mindfulness e della meditazione per calmare la mente e ridurre lo stress, l'esercizio fisico per rilasciare tensioni e migliorare l'umore, e la ricerca di supporto da parte di amici, familiari o professionisti della salute mentale.

Affrontare il Perfezionismo: Il perfezionismo è spesso una causa sottostante del dubbio cronico, poiché le persone tendono a fissare standard irrealistici per se stesse e a essere auto-critici quando non riescono a raggiungerli. Imparare a accettare l'imperfezione e a riconoscere il valore del processo oltre al risultato può aiutare a ridurre il perfezionismo e a liberarsi dalla morsa del dubbio cronico.

Cercare Supporto e Consulenza Professionale: Se il dubbio cronico sta avendo un impatto significativo sulla tua vita quotidiana e sul tuo benessere emotivo, è importante cercare supporto e consulenza professionale. Un terapeuta o uno psicologo possono aiutarti a esplorare le radici del tuo dubbio cronico e a sviluppare strategie personalizzate per gestirlo e superarlo.

Vivere una Vita Libera dal Dubbio Cronico

Superare il dubbio cronico richiede impegno, pazienza e auto-comprensione. È un processo che può richiedere tempo e sforzo, ma i risultati possono essere profondamente gratificanti. Con le giuste strategie e il sostegno necessario, è possibile liberarsi dalla prigione del dubbio cronico e vivere una vita più piena, soddisfacente e autentica.

Prendi il primo passo verso la guarigione e la trasformazione personale oggi stesso. Sii gentile con te stesso, riconosci il tuo valore intrinseco e sii aperto a esplorare nuove prospettive e approcci per affrontare il dubbio cronico. Con determinazione e impegno, puoi liberarti dalla morsa del dubbio cronico e abbracciare una vita di fiducia, gioia e realizzazione.

Capitolo 11: Mantenere i Progressi - Strategie per Conservare i Miglioramenti Ottenuti e Continuare il Percorso di Crescita

Il cammino verso il cambiamento personale e il benessere emotivo non è solo una questione di raggiungere obiettivi specifici, ma anche di mantenere i progressi nel tempo e continuare a crescere e svilupparsi come individui. In questo capitolo, esploreremo una serie di strategie pratiche e potenti per conservare i miglioramenti ottenuti e continuare il percorso di crescita personale.

Rifletti sui Tuoi Successi e Realizzazioni

Una delle prime e più importanti strategie per mantenere i progressi è dedicare del tempo a riflettere sui tuoi successi e realizzazioni. Prenditi il tempo per riconoscere e celebrare i tuoi successi, anche quelli apparentemente piccoli. Tenere un diario dei successi o fare regolarmente una revisione dei tuoi obiettivi e dei tuoi progressi ti aiuterà a mantenere la motivazione e a mantenere il focus sulle tue realizzazioni.

Crea una Routine di Autocura e Benessere

Mantenere i progressi richiede un impegno costante per prendersi cura di sé stessi e del proprio benessere emotivo e fisico. Crea una routine di autocura che includa attività che ti aiutino a rilassarti, ricaricare le energie e promuovere il benessere generale. Questo potrebbe includere la pratica della mindfulness e della meditazione, l'esercizio fisico regolare, il tempo trascorso con persone care e hobby che ti portano gioia.

Impara dalle Tue Sfide e Fallimenti

Le sfide e i fallimenti fanno parte del processo di crescita e cambiamento personale. Invece di lasciarti scoraggiare dalle difficoltà che incontri lungo il percorso, cerca di imparare da esse. Rifletti sulle lezioni che hai imparato dalle tue sfide e fallimenti e utilizzale per informare le tue future azioni e decisioni. Ricorda che ogni ostacolo è un'opportunità per imparare e crescere.

Sviluppa una Mentalità di Crescita

Una mentalità di crescita è fondamentale per mantenere i progressi nel lungo termine. Questo significa essere aperti al cambiamento, alla sfida e al continuo apprendimento. Sii disposto a esplorare nuove idee, a provare nuove esperienze e a metterti alla prova al di là della tua zona di comfort. Visualizza il cambiamento come un processo continuo e progressivo, anziché un risultato finale da raggiungere.

Cerca il Supporto di Altri

Il sostegno sociale è un fattore chiave nel mantenere i progressi e continuare il percorso di crescita personale. Cerca il supporto di amici, familiari, colleghi o professionisti della salute mentale quando ne hai bisogno. Parla apertamente delle tue sfide e dei tuoi obiettivi con persone di fiducia e cerca il loro sostegno e incoraggiamento lungo il percorso.

Fai Piccoli Passi Costanti

La coerenza è essenziale nel mantenere i progressi nel lungo termine. Invece di cercare cambiamenti radicali e improvvisi, concentrati su piccoli passi costanti nella direzione dei tuoi obiettivi. Fai un piano d'azione realistico e fattibile e impegna-te a seguire questo piano giorno dopo giorno. Anche i piccoli progressi possono accumularsi nel tempo e portare a risultati significativi.

Sii Flessibile e Adattabile

Mantenere i progressi spesso richiede flessibilità e adattabilità nel affrontare le sfide e le circostanze in evoluzione. Sii aperto a modificare il tuo approccio o adattare i tuoi obiettivi in base alle nuove informazioni o alle nuove situazioni che incontri lungo il percorso. L'importante è rimanere concentrati sulle tue intenzioni e sulle tue priorità, anche quando le cose non vanno come previsto.

Celebra i Tuoi Successi Lungo il Percorso

Infine, non dimenticare di celebrare i tuoi successi lungo il percorso. Ogni traguardo raggiunto e ogni obiettivo completato è un motivo per festeggiare e riconoscere il tuo impegno e la tua dedizione. Rendi la celebrazione parte della tua routine di mantenimento dei progressi, e trova modi significativi per riconoscere e ricompensare te stesso per il lavoro svolto.

Mantenere i progressi nel percorso di crescita personale richiede impegno, dedizione e pazienza. Utilizzando queste strategie e metodi, puoi consolidare i tuoi miglioramenti e continuare il tuo viaggio verso una vita più soddisfacente, significativa e appagante. Ricorda che il cambiamento è un processo continuo e che il vero successo risiede nel tuo impegno costante per il miglioramento personale e il benessere generale. Continua a essere gentile con te stesso, a celebrare i tuoi successi e a rimanere aperto alle infinite possibilità di crescita e cambiamento che ti attendono.

Sviluppare una Mentalità di Persistenza

Una delle chiavi per mantenere i progressi nel lungo termine è sviluppare una mentalità di persistenza. Ciò significa essere determinati a superare gli ostacoli e ad affrontare le sfide con resilienza e determinazione. La persistenza ci aiuta a rimanere concentrati sui nostri obiettivi nonostante le difficoltà e ci incoraggia a continuare a muoverci avanti anche quando le cose diventano difficili.

Per sviluppare una mentalità di persistenza, è importante essere consapevoli dei nostri pensieri e delle nostre convinzioni limitanti. Spesso, il dubbio e la paura del fallimento possono mettere in dubbio la nostra determinazione e minare la nostra fiducia. Imparare a riconoscere e a sfidare questi pensieri limitanti è fondamentale per superare gli ostacoli e mantenere il focus sui nostri obiettivi.

Praticare la Gratitudine e la Mindfulness

La gratitudine e la mindfulness sono potenti strumenti per mantenere i progressi nel lungo termine. La gratitudine ci aiuta a mantenere una prospettiva positiva e a concentrarci sui lati positivi della vita, anche durante i momenti difficili. Tenere un diario della gratitudine o fare esercizi di gratitudine quotidiana ci aiuta a coltivare un atteggiamento di apprezzamento e riconoscenza per le cose buone nella nostra vita.

La mindfulness, d'altra parte, ci aiuta a rimanere presenti e consapevoli del momento presente, riducendo lo stress e l'ansia e promuovendo una maggiore serenità e equilibrio emotivo. La pratica della mindfulness attraverso la meditazione, la respirazione consapevole o semplicemente essere presenti nel momento presente ci aiuta a mantenere la calma e la chiarezza mentale, consentendoci di affrontare le sfide con maggiore resilienza e saggezza.

Creare un Ambiente di Supporto

Un ambiente di supporto è essenziale per mantenere i progressi nel lungo termine. Cerca di circondarti di persone che ti sostengono e ti incoraggiano nei tuoi sforzi di crescita personale. Condividi i tuoi obiettivi e i tuoi successi con amici, familiari o colleghi di fiducia e cerca il loro sostegno

e il loro incoraggiamento quando ne hai bisogno.
Un ambiente di supporto positivo può aiutarti a
rimanere motivato e impegnato nei tuoi obiettivi,
anche quando le cose diventano difficili.

Fare Pausa e Riflettere

Mantenere i progressi nel lungo termine richiede
anche prendersi il tempo per fare pause e riflettere
sul proprio percorso. Fai regolarmente un bilancio
dei tuoi obiettivi, dei tuoi progressi e dei tuoi risultati
e rifletti su ciò che hai imparato lungo il percorso.
Chiediti quali sono le tue priorità e se ci sono
eventuali aggiustamenti che devi fare per rimanere
fedele ai tuoi obiettivi e ai tuoi valori.

Continuare a Imparare e Crescere

Infine, mantieni un atteggiamento di apertura e
curiosità verso il cambiamento e il miglioramento
personale. Continua a imparare e crescere
attraverso l'educazione, l'esplorazione e
l'esperienza. Sii disposto a metterti alla prova al di
là della tua zona di comfort e ad affrontare nuove
sfide e opportunità di crescita. Il viaggio del
miglioramento personale è un processo continuo e
dinamico, e l'importante è rimanere aperti e
impegnati nel perseguire la tua migliore versione
possibile.

Mantenere i progressi nel lungo termine richiede impegno, pazienza e determinazione. Utilizzando le strategie e le pratiche descritte in questo capitolo, puoi consolidare i tuoi miglioramenti e continuare il tuo viaggio di crescita personale con fiducia e chiarezza di intenti. Sii gentile con te stesso, rimani aperto alle sfide e alle opportunità di crescita e continua a perseguire la tua migliore versione possibile. Con impegno e dedizione, puoi raggiungere risultati duraturi e significativi nella tua vita e nel tuo benessere generale.

Capitolo 12: Passi Futuri - Pianificazione dei Passi Successivi nel Tuo Viaggio di Autorealizzazione e Crescita Personale

Il viaggio di autorealizzazione e crescita personale è un percorso continuo e dinamico, un'opportunità per esplorare il proprio potenziale, scoprire la propria autenticità e perseguire una vita di significato e realizzazione. In questo capitolo, esploreremo l'importanza della pianificazione dei passi futuri nel tuo viaggio di autorealizzazione, fornendo una guida pratica per identificare gli obiettivi, sviluppare una strategia e prendere azioni concrete per il tuo futuro.

Riflessione sui Tuoi Valori e Priorità

Il primo passo nella pianificazione dei passi futuri è riflettere sui tuoi valori e priorità personali. Cosa è veramente importante per te nella vita? Quali sono i tuoi valori fondamentali e le tue aspirazioni più profonde? Prenditi il tempo per esplorare queste domande in profondità e riflettere su ciò che desideri davvero ottenere nel tuo viaggio di autorealizzazione.

Definizione degli Obiettivi a Lungo Termine

Una volta identificati i tuoi valori e le tue priorità, è il momento di definire gli obiettivi a lungo termine che desideri raggiungere nel tuo viaggio di crescita personale. Gli obiettivi dovrebbero essere chiari, specifici, misurabili e pertinenti ai tuoi valori e alle tue aspirazioni. Chiediti quali traguardi desideri raggiungere nel corso dei prossimi anni e come questi obiettivi si allineano con la tua visione di te stesso e della tua vita ideale.

Sviluppo di una Strategia di Azione

Una volta definiti gli obiettivi a lungo termine, è importante sviluppare una strategia di azione chiara e realistica per raggiungerli. Questa strategia dovrebbe includere una serie di passi specifici che devi compiere per avanzare verso i tuoi obiettivi, insieme a una stima realistica dei tempi e delle risorse necessarie per ciascun passo. Chiediti quali azioni concrete devi intraprendere per progredire verso i tuoi obiettivi e quali risorse o supporti potresti avere bisogno lungo il percorso.

Monitoraggio dei Progressi e Adattamento della Strategia

Una volta avviata la tua strategia di azione, è importante monitorare regolarmente i tuoi progressi e adattare la tua strategia in base alle nuove informazioni o alle nuove circostanze che possono emergere lungo il percorso. Tieni traccia dei tuoi successi e dei tuoi risultati, ma sii anche flessibile nel modificare la tua strategia se necessario per affrontare sfide o opportunità impreviste che possono sorgere.

Cultivare la Resilienza e la Determinazione

Il viaggio di autorealizzazione e crescita personale è spesso caratterizzato da alti e bassi, da successi e da fallimenti. È importante coltivare la resilienza e la determinazione per affrontare le sfide e perseverare nei momenti difficili. Sii gentile con te stesso, riconoscendo che i fallimenti sono parte del processo di apprendimento e che ogni ostacolo è un'opportunità per crescere e svilupparsi ulteriormente.

Pratica del Perdono e della Compassione

Nel tuo viaggio di autorealizzazione, è importante anche praticare il perdono e la compassione, sia verso te stesso che verso gli altri. Il perdono ti libera dal peso del passato e ti permette di muoverti avanti con leggerezza e apertura. La compassione ti aiuta a coltivare relazioni significative e a sostenere gli altri nel loro viaggio di crescita personale. Sii gentile con te stesso e con gli altri, riconoscendo la tua umanità con tutte le tue imperfezioni e difetti.

Vivere con Intenzione e Consapevolezza

Infine, vivi con intenzione e consapevolezza in ogni momento della tua vita. Prendi decisioni consapevoli e allineate ai tuoi valori e alle tue priorità, e sii presente nel momento presente, godendo appieno delle esperienze e delle relazioni che arricchiscono la tua vita. Ricorda che il viaggio di autorealizzazione è un processo continuo e dinamico, e che l'importante è rimanere aperti e impegnati nel perseguire una vita di significato e realizzazione.

Il futuro è un'opportunità infinita per crescere, imparare e svilupparsi ulteriormente come individui. Utilizzando i principi e le pratiche descritte in questo capitolo, puoi pianificare i passi futuri nel tuo viaggio di autorealizzazione e crescita personale con chiarezza e determinazione. Prendi il tempo per riflettere sui tuoi valori e obiettivi, sviluppa una strategia di azione chiara e realistica e vivi con intenzione e consapevolezza in ogni momento della tua vita. Con impegno e dedizione, puoi creare un futuro di significato e realizzazione che riflette il meglio di te stesso e delle tue aspirazioni più profonde.

Sogni che Guidano: Un Viaggio Verso la Motivazione e il Successo

Nella vita, ogni individuo è il narratore della propria storia. È il protagonista di una trama intricata, fatta di alti e bassi, di gioie e dolori, di successi e fallimenti. In questo viaggio, ci troviamo spesso di fronte a sfide che sembrano insormontabili, a ostacoli che sembrano troppo grandi da superare e a sogni che sembrano irraggiungibili. Ma in mezzo a tutto questo, c'è una forza che ci spinge avanti, una forza che risiede nel profondo del nostro essere, pronta a risvegliarsi e a trasformare i nostri sogni in realtà: è la motivazione.

La motivazione è il motore che alimenta il nostro viaggio attraverso la vita. È quella scintilla che accende il fuoco della passione nei nostri cuori, che ci spinge a superare gli ostacoli e ad affrontare le sfide con determinazione e coraggio. È quella voce interiore che ci dice di non arrenderci mai, di continuare a lottare anche quando sembra che tutto sia perduto. La motivazione è ciò che ci tiene in movimento, ciò che ci permette di perseguire i nostri sogni più audaci e di raggiungere le vette più alte del successo.

Ma cos'è esattamente la motivazione? Da dove viene e come possiamo coltivarla nella nostra vita? La motivazione è una forza complessa e multidimensionale, influenzata da una varietà di fattori interni ed esterni. È alimentata dalla nostra visione del futuro, dalle nostre aspirazioni e dai nostri valori più profondi. È influenzata dalle nostre esperienze passate, dalle nostre convinzioni e dal nostro senso di autoefficacia. È modellata dalle persone che ci circondano, dalle loro parole di incoraggiamento o di critica, dal loro sostegno o dal loro scetticismo. La motivazione è una danza delicata tra mente, corpo e spirito, una sinfonia di pensieri, emozioni e azioni che ci spinge verso il nostro destino.

Ma la motivazione non è qualcosa di statico o immutabile; è una forza dinamica che può essere coltivata e potenziata nel corso del tempo. Ci sono molte strategie e pratiche che possiamo adottare per aumentare la nostra motivazione e per alimentare il nostro fuoco interiore. Una di queste è la visualizzazione, il processo di immaginare chiaramente e vividamente i nostri obiettivi e i nostri sogni, visualizzandoli come se fossero già realizzati. La visualizzazione ci aiuta a creare un forte legame emotivo con i nostri obiettivi, alimentando la nostra motivazione e ispirandoci a compiere azioni concrete per realizzarli.

Un'altra strategia è quella di stabilire obiettivi chiari, specifici e misurabili che ci permettano di tracciare un percorso chiaro verso il successo. Quando abbiamo obiettivi chiari e definiti, siamo più motivati a compiere azioni concrete per raggiungerli, e siamo più propensi a superare gli ostacoli lungo il cammino. Inoltre, è importante stabilire obiettivi realistici e raggiungibili, in modo da evitare la frustrazione e il senso di insuccesso che possono derivare da obiettivi troppo ambiziosi o irrealistici.

Ma la motivazione non è solo una questione di fissare obiettivi e visualizzare il successo; è anche una questione di disciplina e impegno. È necessario avere la disciplina di mettere in pratica le azioni necessarie per raggiungere i nostri obiettivi, anche quando non ne abbiamo voglia. È necessario avere l'impegno di perseverare anche quando le cose diventano difficili, di superare gli ostacoli e di imparare dagli errori. La motivazione è la capacità di rimanere focalizzati sul lungo termine, di mantenere la determinazione nonostante le sfide e di continuare a spingersi oltre i propri limiti.

Ma la motivazione non è solo una questione di disciplina e impegno; è anche una questione di connessione e significato. Per essere veramente motivati, dobbiamo trovare un significato più profondo nel nostro lavoro e nelle nostre azioni, dobbiamo sentire che ciò che facciamo ha un impatto positivo sul mondo e sugli altri. Quando siamo in grado di vedere il nostro lavoro come parte di qualcosa di più grande di noi stessi, siamo più motivati a compiere azioni concrete per realizzarlo, e siamo più propensi a superare gli ostacoli lungo il cammino.

La motivazione è una risorsa preziosa che possediamo tutti, ma che spesso trascuriamo di coltivare e nutrire nella nostra vita quotidiana. Tuttavia, se vogliamo vivere una vita piena di significato, realizzazione e successo, è essenziale che impariamo a coltivare la nostra motivazione e a utilizzarla per guidare le nostre azioni e perseguire i nostri sogni più audaci.

Dunque, prendi il controllo della tua vita e del tuo destino. Sii il regista della tua storia, il protagonista della tua vita. Sveglia il tuo fuoco interiore, accendi la tua passione, e vai avanti con determinazione e coraggio. Perché solo quando sei veramente motivato, puoi superare ogni ostacolo, raggiungere ogni obiettivo e trasformare ogni sogno in realtà. La strada verso il successo può essere lunga e tortuosa, ma con la giusta dose di motivazione e determinazione, non c'è nulla che tu non possa realizzare.

Ringraziamenti:

Desidero ringraziare di cuore tutti i lettori che hanno dedicato il proprio tempo a immergersi in questo testo motivazionale. È stato un vero piacere condividere con voi le mie riflessioni sulla motivazione e sul successo, e spero che le parole qui contenute possano avervi ispirato e incoraggiato nel vostro percorso di crescita personale.

La vostra presenza e il vostro sostegno significano molto per me, e sono profondamente grato per l'opportunità di condividere queste idee con voi. Vi auguro tutto il meglio nel vostro viaggio verso il successo e la realizzazione personale. Che ogni giorno vi porti nuove opportunità, nuove sfide e nuove conquiste che vi avvicinino sempre di più ai vostri sogni più audaci.

Che possiate trovare la forza e la determinazione
necessarie per superare ogni ostacolo che
incontrate lungo il cammino, e che possiate
abbracciare pienamente il vostro potenziale e la
vostra unicità. Ricordate sempre che siete capaci di
grandi cose, e che il successo è alla portata di
ogniuno di voi, se solo credete in voi stessi e vi
impegnate con tutto il cuore.

Grazie ancora per avermi accompagnato in questo
viaggio, e che la vostra vita sia ricca di gioia,
soddisfazione e realizzazione in ogni aspetto.

Con affetto,

Maxuel Blanch

9 798322 176787